Schirner Verlag

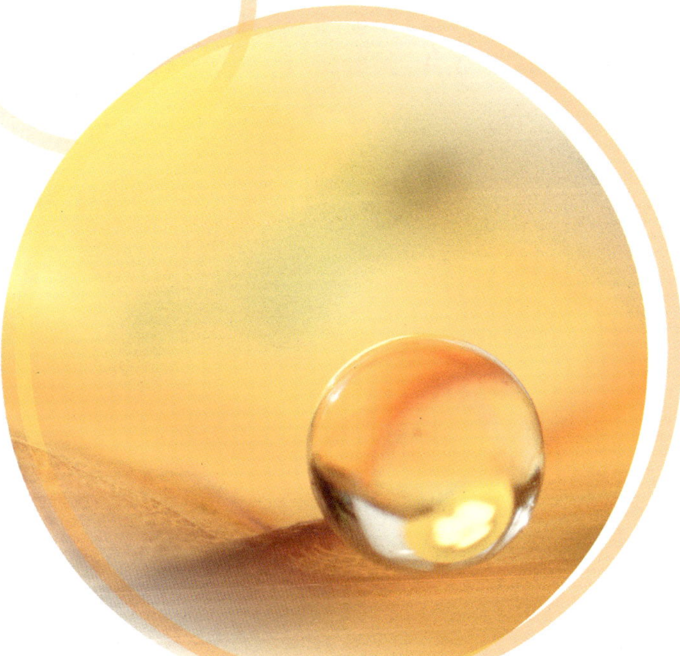

PETRA SCHWERMER-BROKOPP

MEDIALES HYPNO COACHING

Der Weg in die eigene Stärke

Schirner Verlag

Die Ratschläge und Übungen in diesem Buch sind sorgfältig erwogen und geprüft. Sie bieten jedoch keinen Ersatz für den fachlichen Rat eines Heilpraktikers oder Arztes, sondern dienen der Begleitung und der Hilfe zur Selbsthilfe. Alle Angaben in diesem Buch erfolgen daher ohne Gewährleistung oder Garantie seitens der Autorin oder des Verlages. Eine Haftung der Autorin bzw. des Verlages und seiner Beauftragten für Personen-, Sach- und Vermögensschäden ist daher ausgeschlossen.

ISBN 978-3-8434-1293-3

Petra Schwermer-Brokopp:
Mediales HypnoCoaching
Der Weg in die eigene Stärke
© 2017 Schirner Verlag,
Darmstadt

Umschlag: Murat Karaçay, Schirner,
unter Verwendung von #258892448
(©Wichudapa), www.shutterstock.com
Layout: Anke Müller, Schirner
Lektorat: Rudolf Garski, Schirner
Printed by: Ren Medien GmbH, Germany

www.schirner.com

1. Auflage Mai 2017

Inhalt

»Du wirst morgen sein,
was du heute denkst.«

BUDDHA

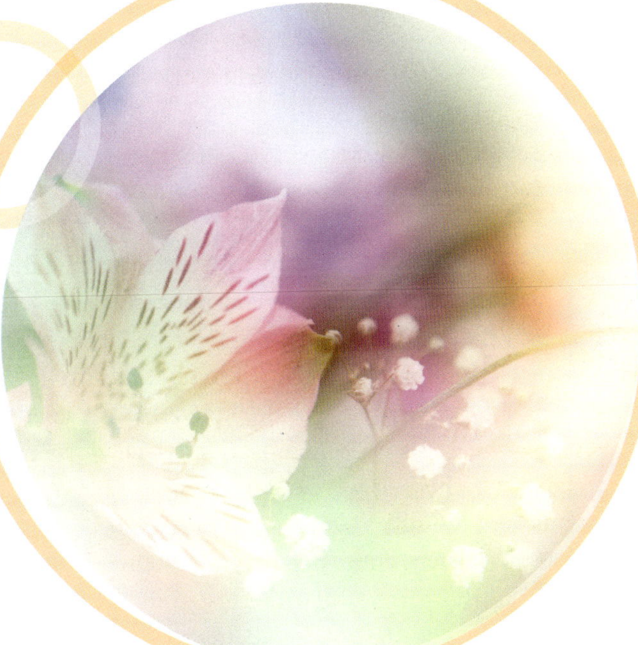

Einführung

Sicher haben Sie sich schon oft gefragt, weshalb der eine Mensch in seinem Leben ständig zweifelt und ein anderer gelassen seine Lebensaufgaben meistert.

Immer wieder habe ich in meiner 28-jährigen Tätigkeit als Schulleiterin, Heilpraktikerin, Hypnose- und Schwingungstherapeutin sowie Ausbilderin deutlich beobachtet, dass es die unbewussten Prozesse sind, die den Menschen steuern. Unbewusste Prozesse, die uns kraftvoll durchs Leben führen können oder uns immer wieder straucheln lassen.

Bei jedem Menschen verlaufen Prozesse zu circa 5 % bewusst und zu circa 95 % unbewusst ab. Können Sie sich vorstellen, welches Potenzial wir freilegen, wenn wir den Zugang zum Unbewussten herstellen und ausbauen?

Haben Sie, lieber Leser, einen erholsamen Schlaf? Oder hindern Sie die verschiedensten Gedanken daran? In diesem Buch erfahren Sie, wie Sie Ihren Verstand mit seinen Gedanken liebevoll stoppen und so selbst für Ihre innere Ruhe sorgen können. Freuen Sie sich auf ein kraftvolles Aufstehen.

Unbewusste Prozesse sind kreative Ressourcen. Stehen wir in gutem Kontakt mit dem Unbewussten, können wir die Botschaften unserer Seele hören, und unser Verstand kann sie richtig interpretieren. Malen Sie sich einmal aus, wie viel Kraft und Energie wir in uns selbst freilegen können, wenn wir den Sinn unseres Lebens erkennen und die energetischen Zusammenhänge wirklich verstehen. Dann vertrauen wir dem Fluss unseres Lebens. Mit Sicherheit werden wir so unsere Lebensaufgaben noch besser meistern können.

Viele wissen bereits: Wir stehen am Beginn einer neuen Entwicklungsepoche der Menschheit. Uns werden die erstaunlichen inneren Kräfte bewusst, und wir lernen, diese weiterzuentwickeln. Derzeit ist es oft noch so, dass viele Menschen ihr Handy besser bedienen können als ihr Gehirn. Sie jedoch, lieber Leser, wollen mehr aus ihrem Leben

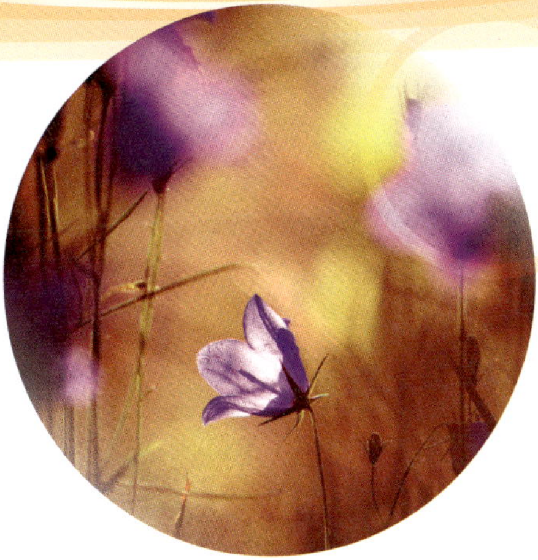

machen. Wenn Sie in den nächsten Tagen dieses Buch lesen und die Übungen und Anleitungen praktizieren, dann werden Sie Ihre bewusste Wahrnehmung schulen und Ihre Lebensaufgabe noch umfangreicher erfüllen können. Dann wird es Ihnen leichtfallen, eigene emotionale Belastungen zu erkennen und aufzulösen. Damit werden Sie sich von sehr vielen anderen Menschen unterscheiden, die lediglich ab und zu über die Wahrheit stolpern.

In Ihrem Unbewussten sind alle Erfahrungen, Ansichten und emotionalen Belastungen gespeichert. Das kann sich förderlich oder hemmend auf Ihr Leben auswirken. Das Unbewusste unterscheidet nicht zwischen »gut« und »schlecht«. Es arbeitet immer mit dem, was es zur Verfügung hat. Der menschliche Verstand lernt, indem er verallgemeinert. Beispielsweise lernt ein Kind, dass sich der Klettverschluss an seinem Schuh leicht öffnen und wieder schließen lässt. Sein Verstand generalisiert diese Erfahrung, speichert diese ab und wendet sie von nun an automatisch auf alle Klettverschlüsse an.

Sie können nicht erkennen, wann und wie Ihr Unbewusstes arbeitet. Doch das Ergebnis dieser Arbeit werden Sie sehr deutlich spüren. Dem unbewussten Anteil des Verstandes ist es egal, ob das Lernen auf angenehme oder schmerzhafte Weise geschehen ist.

Das folgende Beispiel verdeutlicht diesen Zusammenhang: Max ist fünf Jahre alt. Er wohnt in einer Großstadt. Seine Eltern machen mit ihm

Urlaub auf einem Bauernhof. Hier leben Kühe, Pferde und drei wunderschöne Hunde. An einem Nachmittag laufen plötzlich alle drei Hunde gleichzeitig auf Max zu. Er erstarrt und steht wie angewurzelt. Seine Augen werden ganz groß. Der Bauer pfeift die Hunde zurück. Er sagt zu Max: »Du brauchst keine Angst zu haben. Die Hunde sind lieb.« Viele Jahre vergehen. Max ist ein erwachsener Mann. Das Erlebnis mit den Hunden ist schon längst »vergessen«. Als erfolgreicher Versicherungsvertreter hat er viele Kunden. Einige von ihnen wohnen auf dem Land. Diese zu besuchen, fällt ihm schwer. Immer, wenn Max in die Dörfer fährt, fühlt er sich unwohl. Er hat schweißnasse Hände, wirklich immer, bei jedem Kunden, Jahr für Jahr. Max weiß sich jedoch keinen Rat.

Erkennen Sie, was in Max' Unbewusstem sein Eigenleben treibt? Die Angst des fünfjährigen Jungen wurde seinerzeit verdrängt, jedoch nicht aufgelöst. Auf tieferer Ebene fand eine Verknüpfung zwischen »Angst« und »Fahrt aufs Land« statt. Das Resultat sind schweißnasse Hände und Unwohlsein, sobald er eine Dorfkulisse erblickt. Diese Symptomatik wird sich erst ändern, wenn sich Max dieser Thematik bewusst zuwendet. Dann kann er von dieser alten emotionalen Belastung frei werden und voller Kraft und Freude für seine Kunden auf den Dörfern da sein.

Vielleicht haben auch Sie das ein oder andere körperliche oder seelische Symptom. Vielleicht fehlt es Ihnen an Tatkraft, Orientierung oder Freiheit. Vielleicht wirken auch in Ihnen negative Verallgemeinerungen wie die von Max (»Das Leben auf dem Land ist gefährlich«). Diese wirken noch heute in Ihnen wie eine sich selbst erfüllende Prophezeiung. In meinem Buch erfahren Sie, wie Sie diese »alten Weissagungen«, die Glaubenssätze, erkennen und mit wenig Aufwand durch für Sie positive Überzeugungen ersetzen können.

Genießen Sie die Zeit mit sich selbst. Sicher wird es Ihnen Spaß machen, eigene Blockaden aufzulösen. Dann kann ein einzigartiger Wohlfühlstrom Sie und Ihr Leben durchfluten. Und das fühlt sich richtig gut an.

Ich freue mich sehr, dass Sie dieses Arbeitsbuch zur Einführung in die Praktiken des Medialen HypnoCoachings* in Händen halten. Es ermöglicht Ihnen, sich einfache Techniken anzueignen, die bereits sehr vielen Menschen geholfen haben, über ihre scheinbaren Grenzen hinauszugehen. Entdecken Sie neue Erkenntnisse und basteln Sie sich ein noch schöneres Leben. Im Folgenden unterstütze ich Sie bei der Neuprogrammierung Ihres Gehirns. Sie werden erfahren, wie sie unangenehme Gefühle Schritt für Schritt auflösen können. Dann sind Sie glücklicher und energiegeladener. Damit Sie dieses Ziel erreichen können und eine Hilfe zur Selbsthilfe an der Hand haben, habe ich dieses Buch für Sie geschrieben.

Ich lade Sie ein, als Ihr eigener Beobachter in die Welt des Unbewussten einzutauchen und Ihre inneren Programmierungen wahrzunehmen. Dann werden Sie erkennen, was Sie wirklich wollen, und aufhören, sich unbewusst das zu erschaffen, was Sie nicht haben wollen.

Ich lade Sie ein, sich das Hintergrundwissen anzueignen, das Sie begreifen lässt, aus welchem Grund Sie so ticken, wie Sie ticken, und dann angstfrei in die Veränderung zu gehen. Eignen Sie sich ein Denken an, das Ihnen dienlich ist, auf dass Sie wirklich die Essenz Ihres Seins leben und verwirklichen können. Frei von kopflastigem Denken ruhen Sie dann im Augenblick. Ihre Sorgen lösen sich auf, und Fakten bleiben eben Tatsachen. Sie üben, Ihren Geist entsprechend Ihren Zielen und im Einklang mit den universellen Gesetzen auszurichten, und können eine ungeahnte innere Weite erfahren. Sie lernen, die Kräfte Ihres Unbewussten gezielt anzufordern, wodurch Ihr Verstand einen sehr starken Partner an seine Seite bekommt.

Es wird Ihnen dann spielerisch leichtfallen, Entscheidungen zu treffen, die für Sie dienlich und bereichernd sind. Vielleicht werden Sie sogar einen unerwarteten Schritt tun und sich dabei mehr im Einklang mit sich selbst fühlen.

* Anmerkung des Verlags: Mediales HypnoCoaching® und Medialer HypnoCoach® sind geschützte Begriffe der Autorin. Mit ihrem Einverständnis wird in diesem Buch darauf verzichtet, den Markenschutz dieser Begriffe eigens zu kennzeichnen.

Zu guter Letzt lade ich Sie ein, ins Tun zu kommen und die hier beschriebenen Techniken anzuwenden, denn nur vom Lesen einer Gebrauchsanweisung, sei es auch noch so oft, hat noch niemand das Fahrradfahren gelernt.

Ich wünsche Ihnen sehr gutes Gelingen beim Erkennen Ihrer inneren Ressourcen und beim Anwenden der Methoden.

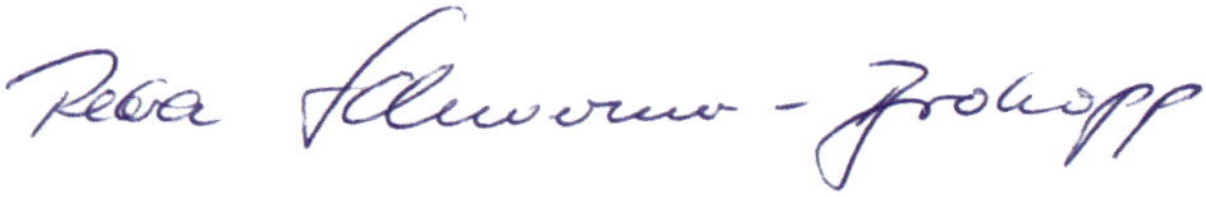

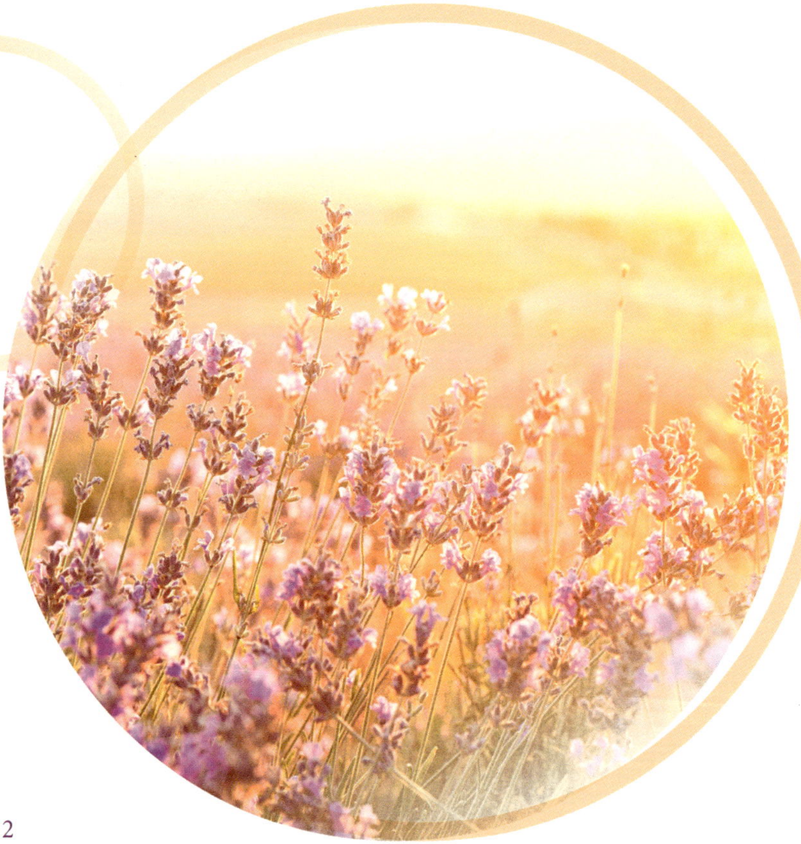

Wie Sie erfolgreich mit diesem Buch arbeiten

Viele Menschen haben sich damit abgefunden, gesteuert zu werden. Sie jedoch, lieber Leser,* möchten das Ruder wieder selbst in die Hand nehmen, denn Sie lesen diese Zeilen.

Dieses Buch entstand aus meiner therapeutischen Arbeit heraus. Gern unterstütze ich Sie dabei, Ihre Aufmerksamkeit immer wieder auf die innere Ausrichtung zu lenken, anstatt die »böse Welt« zu bekämpfen. Das ist sehr kraftvoll und macht Spaß. Im Medialen HypnoCoaching geht es um äußeres und inneres Wissen, die geistige Ausrichtung sowie das Anwenden von Techniken, die Ihnen weiterhelfen werden. Deshalb habe ich theoretische Aspekte nur insoweit eingebunden, wie sie zum Verständnis nötig sind. Auch habe ich auf wissenschaftlich fundierte Abhandlungen verzichtet. Davon gibt es bereits genug.

Mit einfachen Worten beschreibe ich Ihnen das, was nottut, damit Sie sich selbst und Ihre Außenwelt besser verstehen. Dann können Kritik und Schuldzuweisungen der Erkenntnis weichen. Nutzen Sie die Kraft des systematischen Aufbaus in diesem Buch. Gehen Sie einen Schritt nach dem anderen. Manchmal ist weniger mehr.

Üben Sie mit einem neuen Werkzeug, bis die Anwendung sitzt. Wenden Sie sich erst dann dem nächsten Abschnitt zu. So bauen Sie sich ein starkes Fundament für Ihr wunderschönes Haus der Selbstliebe.

Führen Sie die Aufgaben zur Selbstbetrachtung, die kommen werden, schriftlich durch. Ihr Verstand möchte Ihnen zu gern vorgaukeln, dass Sie genau wissen, auf welchem Pfad Sie laufen. Dabei möchte er nur, dass alles so bleibt, wie es ist. Trauen Sie sich, ganz neue Wege und wirklich Ihren eigenen Weg zu gehen.

* Der Einfachheit halber habe ich auf die gleichzeitige Verwendung männlicher und weiblicher Sprachformen verzichtet. Gleichwohl gelten für mich ganz im Sinn des Gesetzes der Polarität Personenbezeichnungen für beiderlei Geschlecht.

Manch einer notiert sich seine Einsichten, Zusammenhänge und Wahrheiten in einem Heftchen. Nur zu! Wenn Sie schreiben, befinden Sie sich in einem Zustand höchster Bewusstheit. Das ist für Sie sehr konstruktiv und gewinnbringend. Auch stehen Ihnen auf diese Weise Ihre Erkenntnisse stets zur Verfügung. Und das Allerschönste: Sie sind im energetischen Fluss und mit allem, was ist, verbunden. Das zahlt sich aus.

Das Mediale HypnoCoaching ist so aufgestellt, dass alles, was Sie in diesem Buch lernen und erkennen, auch dann in Ihnen weiterarbeitet, wenn Sie es nicht mehr zielgerichtet nutzen. Es wird Ihnen in guten und vor allem in schwierigen Zeiten automatisch zur Verfügung stehen. Wenn Sie mit diesem Buch arbeiten, wird das, was Sie tun, und das, was Sie bewusst nicht tun, in Ihrem Leben eine Welle des Wandels in Gang setzen. Nach und nach wirkt sie sich auf jeden Lebensbereich aus. Natürlich dauert es eine Zeit, wie auch beim bereits erwähnten Erlernen des Fahrradfahrens. Haben wir jedoch die Veränderungen erst einmal losgetreten, sind wir kaum zu stoppen.

Arbeiten Sie ganz in Ihrem Tempo, und hören Sie auf, sich mit anderen zu vergleichen. Und wenn es Zeiten gibt, in denen Sie weniger an sich selbst arbeiten, dann haben Sie Verständnis dafür. Anstatt sich für das zu kritisieren, was sie nicht getan haben, können Sie das sehen, was Sie bereits alles gemeistert haben, und sich loben. Nehmen Sie sich ruhig einmal selbst in die Arme.

Genießen Sie die wunderbare Zeit mit sich selbst, und seien Sie neugierig auf die ersten Veränderungen, die weitere nach sich ziehen werden.

Ich wünsche Ihnen sehr gutes Gelingen! Beginnen Sie JETZT!

Was ist Mediales HypnoCoaching?

Das Mediale HypnoCoaching beruht auf eigener langjähriger pädagogischer und therapeutischer Erfahrung. Ich erkannte den großen Nutzen für meine Klienten in der speziellen Verbindung verschiedener therapeutischer Elemente. Jedes dieser Elemente für sich ist bekannt. Das Rad muss auch nicht neu erfunden werden. Neu ist jedoch die einzigartige Verknüpfung dieser sehr sorgfältig ausgewählten Elemente, sie bildet das Fundament des Medialen HypnoCoachings. Und der Erfolg hat sich schon längst in der Praxis gezeigt.

Das Mediale HypnoCoaching kombiniert auf besondere Weise folgende Bereiche miteinander: Hirnforschung, Gedankenfokussierung, Hypnose und Coaching. Es werden also Grundlagen der Medizin, Pädagogik, Psychologie sowie die universellen Gesetzmäßigkeiten und die Medialität des Anwenders miteinander verbunden.

Nach meiner Erkenntnis gelingen nachhaltige Lebensänderungen, wenn die sich zeigenden »Probleme« auf allen Ebenen betrachtet werden. Die folgenden Gebiete miteinander zu verbinden, hat sich vielfach bewährt:

- die Wiederherstellung der oftmals gekappten Verbindung zwischen Bewusstem und Unbewusstem
- das Lösen festsitzender und somit stets wiederkehrender emotionaler Energien
- das liebevolle Freilegen unbewusster, den Lebensfluss blockierender Vorgänge
- das Wissen um die ganzheitlichen, natürlichen Vorgänge in und um uns
- das präzise Beobachten und wertfreie Wahrnehmen, um aus der Unbewusstheit in die Bewusstheit zu gelangen

- das Erlernen und Anwenden einfacher Techniken, um sich von alten Mustern, die dem Heute nicht mehr dienen, zu befreien
- das Wissen um das Körpergedächtnis sowie der bewusste Umgang damit
- die gedankliche und gefühlsmäßige Fokussierung auf das, was wir wirklich wollen – absichtsvolles Erschaffen

Hinweis für Therapeuten

Das Mediale HypnoCoaching ist eine ganzheitliche, spirituelle und zeitlich begrenzte liebevolle Begleitung auf dem Lebensweg. Einem Suchenden wird die Hand gereicht, er erfährt Inspiration und findet seinen eigenen Weg in die Stärke.

Wenn Körper, Geist und Seele wieder miteinander in Kontakt stehen, sprechen sie eine gemeinsame Sprache und können einander liebevoll unterstützen. Dann wird es jedem Menschen möglich sein, seine inneren Ressourcen zu entdecken, diese zur Entfaltung zu bringen und sich in all seinen Facetten kraftvoll zu zeigen.

Durch ein präzises, wertfreies Beobachten wird es dem Klienten gelingen, energiegeladen und bewusst zu sein. Durch Anwendung der einfachen Techniken des Medialen HypnoCoachings ist er nun in der Lage, gut für sich selbst zu sorgen, in seinem Inneren die Antworten auf äußere Lebensthemen zu finden und seinen eigenen Weg bewusst zu wählen. Frei, mutig und kreativ gestaltet er sich seine Zeit. Dann hört er auf, auf äußere Lebensumstände zu reagieren, und agiert stattdessen ganz bewusst. Seine Selbstliebe wächst von Tag zu Tag und sein inneres Licht strahlt in die Unendlichkeit.

Im Verlauf dieses Buches werden Sie klar erkennen, dass die therapeutischen Elemente Coaching, Hypnose und Gedankenfokussierung fließend ineinander übergehen, jedoch immer mit ganzheitlichem Wissen einhergehen. So erhalten Sie die beste Unterstützung im richtigen Augenblick. Wie schön ist es, wenn Sie den Klang Ihrer Seele immer deutlicher hören und im Einklang mit Ihrem Körper und Ihrem Verstand freudvoll auf Erden wandeln! Klar und präsent im universellen Vertrauen ruhen Sie dann im Augenblick und können einfach glückselig sein – denn der Augenblick, also genau dieser Moment, ist immer frei von Sorge.

Das Mediale HypnoCoaching ist eine Hilfe zur Selbsthilfe: Jeder Mensch kann die Schleier seines Lebens in eigenem Tempo und in interessanter Arbeit an sich selbst erkennen und lüften.

Ich weiß: Jeder Mensch ist universelle Energie, also als reine Seelenenergie zusammen mit dem Verstand in einem Körper. Jede Seele ist mit der Absicht in dieses Erdenleben inkarniert, um ganz bestimmte Erfahrungen zu machen und daraus Erkenntnisse zu ziehen. Viele Menschen haben sich so sehr mit dem Materiellen verwoben und aufgrund unangenehmer Erfahrungen eine dicke Mauer um ihr Herz gebaut, dass das Geistige, also das Energetische nicht mehr wahrgenommen wird. Sie entfernen sich mehr und mehr von ihrem Lebensplan. Doch die eigene Seele macht immer wieder auf diese Missstände aufmerksam und sendet Botschaften, die diese Menschen oftmals nicht erkennen: von Unwohlsein über unangenehme Gefühle und physische Beschwerden bis hin zu psychischen und physischen Krankheiten. Chemische Medikamente oder Wegschauen helfen kurzzeitig, die Symptomatik zu lindern. Die zugrunde liegende emotionale Belastung wird jedoch nicht gelöst. Das Mediale HypnoCoaching unterstützt dabei, mit eigener Kraft diese »Stolpersteine« im Leben in Sprungbretter zu verwandeln und auf den Weg in die eigene Stärke zu gelangen.

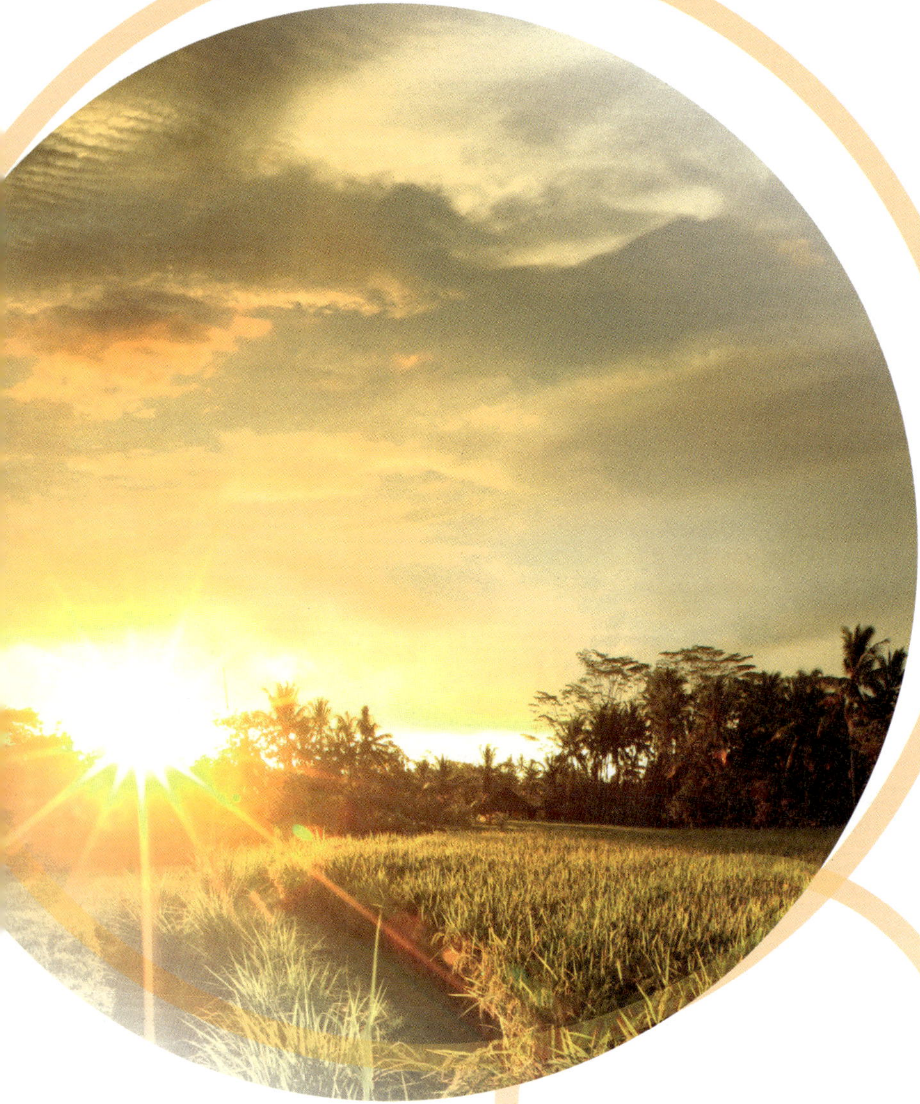

Mein Weg zum Medialen HypnoCoaching

Ganzheitlich, spirituell und universell – das ist meine Lebensauffassung. Ich wandere jetzt 52 Jahre auf dieser Erde. Heute weiß ich: Ich, Petra, bin ein Energiewesen, also reine Energie, in einem physischen Körper. Als Energiewesen habe ich mir einige Aufgaben für dieses irdische Leben vorgenommen und mir mit einer bestimmten Absicht einen ganz bestimmten Körper mit seinem Verstand ausgesucht. Ich habe mir spezielle Lebensbedingungen ausgesucht, die Herkunftsfamilie und meinen Lebensraum. All das tat ich, um die bestmöglichen Bedingungen für die Erfüllung meiner Lebensaufgaben zu erhalten und hier auf Erden in der Materie erschaffen und schöpferisch tätig sein zu können – ganz in der Freude.

Ich weiß auch, dass sich der größere Teil dieser »Petra-Energie« nach wie vor im Universum befindet. Viele Menschen bezeichnen diesen Teil als Höheres Ich. Ich spreche oft von meinen »Jungs und Mädels da oben«. Ich erfreue mich an dieser universellen Verbindung und genieße die Unterstützung dadurch.

Doch das war nicht immer so. Mit 13 Jahren begann ich aus der vertrauten Welt des Herzens in die des Kopfes zu gehen. Mein Verstand prägte sich immer stärker aus und mein Handeln wurde immer kopflastiger. Verstand und Ego gaben den Ton an. So hatte ich mich selbst vom universellen Wohlfühlstrom abgeschnitten. Mit 26 Jahren fand ich mich in einer körperlichen Krise mit zwei kleinen Kindern an meinen Händen wieder.

Sommer 1991: Ich beginne mit der intensiven Arbeit an mir selbst. Beobachtend löse ich Schritt für Schritt meine starke emotionale Belastung und die unbewussten Blockaden auf. Ausbildungen, viel Selbststudium und Selbstexperimente schließen sich an. Ich gesunde und lerne, meine Bedürfnisse zu respektieren, mich wertzuschätzen und wertfrei in der Tiefe meines Inneren zu lauschen. Kurz: Ich praktiziere genau das, was Mediales HypnoCoaching heute ausmacht. Und das tue ich bis zum heutigen Tag.

Voller Freude den Dimensionswechsel genießen

Sicher ist: Alles ist Energie, und Energie schwingt. Stetig erhöht sich die Schwingung unserer Erde. Der Anstieg der Schwingungsfrequenz war noch nie so stark wie in den letzten Jahren. Schwingungserhöhung bedeutet immer: eine Schwingung mit einer sehr niedrigen Frequenz verändert sich in eine Schwingung mit hoher Frequenz.

Bleiben wir in unseren alten emotionalen Strukturen, sind wir sehr dicht schwingend und undurchlässig für höhere Frequenzen. Hinzu kommt, dass wir umso niedriger schwingen, je stärker wir emotional belastet sind. Fakt ist auch: Alle Lebewesen bleiben nur in einer Umgebung gesund, die energetisch zu ihnen passt. Da nun die Erde ihre Schwingung stetig erhöht, wird es für jeden von uns problematisch, wenn er sich nicht um seine emotionalen Belastungen kümmert.

Ein niedrig schwingender physischer Körper wird auf einen großen Unterschied in der Schwingungsfrequenz mit der Erkrankung von Organen oder Organsystemen reagieren. Das ist seine Art, um auf diese Problematik hinzuweisen. Wir bemerken schon heute, dass vieles, was emotional stark beladen ist, deutliche Anzeichen von Belastung zeigt. Partnerbeziehungen gehen auseinander, Familienmitglieder streiten miteinander, Freundschaften brechen auf, Arbeitskollegen bekämpfen sich … Psychische und körperliche Beschwerden stellen sich ein: Schwere, Frust und Schmerz werden zum täglichen Brot.

Eine sehr unangenehme Aussicht, meinen Sie nicht auch? Sie kennen bereits den Schlüssel zum Glück: Kümmert sich jeder von uns um sich selbst, indem er sein wahres Ich findet und Eigenverantwortung übernimmt, so wird er seine emotionalen Belastungen auflösen können. Damit verändert er seine Schwingung von einer niedrigen Frequenz zu einer höheren. Diese Verwandlung nennen wir auch Transformation.

Transformation beginnt immer in uns selbst. Niemand sonst kann Ihre emotionalen Belastungen auflösen. Nutzen Sie die Techniken, das

Wissen sowie die Hilfsmittel des Medialen HypnoCoachings, und Sie werden sich von Ihrer emotionalen Belastung befreien können. Wenn Sie sich selbst beobachten und an sich arbeiten, haben Sie schon längst die Verantwortung für Ihr Tun und Wirken in Ihrem Leben übernommen. Dann haben sie aufgehört, sich klein zu machen, und erkennen Ihre eigene Kraft und Macht.

Natürlich können Sie sich von einem gut ausgebildeten Therapeuten, der bereits in einer hohen Frequenz schwingt, unterstützen lassen. Wenn Sie jedoch mit diesem Buch tiefgründig arbeiten, immer wieder nachlesen und somit neue Themen oder neue Facetten dieser Themen entdecken, wird es Ihnen bereits emotional besser gehen. Nach und nach werden Sie sich von Schwerem und Altem lösen, von all dem, was Ihrer Schwingungserhöhung im Weg steht. Je höher Sie schwingen, umso leichter wird es. Dann können Sie Ihr wahres Potenzial und Ihre wirkliche Lebensaufgabe erkennen. In Ihrem Inneren wird es friedlicher und somit auch im Außen. Der physische Körper kann durchatmen. Körper, Geist und Seele schwingen wieder im Einklang, und Sie genießen in einer hohen Schwingung die Veränderungen auf Erden.

Sie werden lernen, sich immer wieder in Richtung Freude, Wachstum und Glück auszurichten. Sie werden das mächtigste Gesetz des Universums kennen, das Gesetz der Anziehung, das Sie – abhängig von Ihrer emotionalen Schwingungsfrequenz – immer die Ursache für Erkrankung oder Gesundung Ihres Körpers sein lässt. Sie allein erschaffen sich alle Lebensumstände in Ihrem Leben. Schwingen Sie in der Angst, werden Sie in der Angst leben. Schwingen Sie in Freude und Leichtigkeit, wird Ihnen all das beschert, was Freude macht und Leichtigkeit bereitet.

Meines Erachtens gibt es nur einen Weg, zukünftig schöne Jahre zu erleben: der Weg nach innen. Seien Sie mutig, und schauen Sie sich die dunkelsten Seiten Ihres Ichs an. Schon bald werden Sie lichtdurchflutet sein. Dann können Sie Entscheidungen treffen, die für Sie gut und richtig sind. Und Sie leben ein Leben, das Ihnen gefällt. Spätestens dann ist es Ihnen egal, was andere sagen oder nicht sagen. Und weil Sie sich selbst liebevoll wertschätzen, werden es auch die anderen tun.

Im Folgenden gebe ich Ihnen einen kurzen Einblick darin, wie ich Medialität, Coaching und Hypnose verstehe bzw. welche Facetten dieser Begrifflichkeiten in diesem Buch Anwendung finden. Diese Erläuterungen basieren auf universellen Gesetzmäßigkeiten und beruhen auf langjähriger Praxiserfahrung. Damit unterscheiden sich meine Ansichten deutlich von manch einer wissenschaftlichen, umfangreichen und teils kopflastigen Definition.

Medialität kraftvoll erleben

Das Wort medial bedeutet einerseits »zur Körpermitte hin orientiert« oder auch »in der Mitte gelegen«. Andererseits wird damit auch die Fähigkeit von Menschen bezeichnet, die mit ihren inneren Sinnen wahrnehmen, was mit organischen Sinnen nicht zu erkennen ist. Ja, es gibt eben mehr Dinge zwischen Himmel und Erde, als wir mit unseren physischen Augen sehen oder mit unseren physischen Ohren hören können.

Für mich bedeutet Medialität, die inneren Sinne für ein Spüren in der Tiefe zu nutzen. Dann kann ich auch jene Dinge im Außen beobachten, die außerhalb der Wahrnehmung durch meine Augen, Ohren usw. liegen. Diese Fähigkeit war mir als erwachsene Frau lange Zeit nicht mehr zugänglich. Wie die meisten Menschen hatte auch ich gelernt, im Außen zu werten und zu beurteilen, ohne zu bemerken, wie schlecht es mir infolgedessen wirklich geht. Ich konnte das ändern – auch Sie können es ändern.

Wenn Sie beobachtend wahrnehmen, wann und in welcher Weise Sie auf eine Situation im Außen reagieren, dann erkennen Sie unbewusste eigene Emotionen. Und was bewusst ist, kann nicht mehr im Unbewussten sein Eigenleben treiben. Medial sein heißt also: In der eigenen Stärke sein und im Augenblick ruhen. Sie sind ganz bei sich im wertfreien Erleben. Vertrauensvoll im Hier und Jetzt sehen Sie das äußere

Geschehen neutral, frei von Bewertung. So bleibt ein Fakt eine Tatsache. Dann verstehen und erkennen Sie wirklich.

Sie lernen, aus sich selbst heraus wahrzunehmen. Dadurch sehen Sie Ihre Umwelt klar und neutral. Auf diese Weise finden Sie die Antworten in sich selbst. Sie genießen die Verbindung zum Universellen und fühlen die Einheit von Körper, Geist und Seele. Mit den inneren Sinnen wahrnehmen bedeutet auch angstfrei entdecken, was wir mit unseren organischen Sinnen nicht wahrnehmen können.

Viele Menschen suchen im Außen nach Erfüllung, Heilung und ihrem Lebenssinn. Sie suchen nach der idealen Person, dem spirituellen Lehrer oder dem leuchtenden Engel, welcher aus seiner Unfehlbarkeit Fragen beantworten soll. Sie sollen Energie und Kraft geben, Karma auflösen, heilen und unangenehme Emotionen auflösen. Viele Menschen glauben, dass sie ihre Probleme nicht allein lösen können. Doch was resultiert daraus? Sie geben ihre Macht ab und gehen in die sogenannte Opferhaltung. Das ist so, als würden sie sich selbst Handschellen anlegen. Da sie in dem Glauben sind, dass nur ein anderer ihre Problemchen lösen kann, sitzen sie in der Falle. Sie ruhen nicht in sich, sondern sind »außer sich«. Anstatt zu sich zu finden, entfernen sie sich von sich selbst und können ihre eigene schöpferische Kraft nicht mehr erkennen. Unbewusst geben sie ihre Selbstbestimmung ab. Ein kritisches und klares Hinschauen ist wichtig, um von subtilen Beeinflussungen frei zu werden. Ein spiritueller Lehrer kann nur ein gutes Vorbild sein und die Person darin unterstützen, sich selbst Lebenshilfe zu geben. Jeder Mensch kommt auf seinem Seelenweg nur dann wirklich voran, wenn er eigene Erkenntnisse aus eigenen Erfahrungen gewinnt.

Meine Klienten und Seminarteilnehmer sind immer wieder erstaunt, wie schnell ihnen die »Schuppen von den Augen« fallen und sie ihr eigenes Leben wertungsfrei beobachten können. Mit diesem Abstand und dem nötigen Wissen macht es ihnen Spaß, angstfrei Veränderungen einzuleiten – hin zu ihrer eigenen Stärke. Diese Momente sind für mich immer wieder ergreifend. Diesen magischen Augenblick kann ich nicht in Worte fassen.

Wahre Medialität bedeutet: aus der eigenen Kraft und dem Vertrauen heraus sein Leben liebevoll meistern. Ein Leben mit Krisen und Freuden, vermeintlichen Fehlern und Makeln. Es sind vor allem die Krisen, die uns bei der Erfüllung unserer Lebensaufgabe helfen können. Schauen wir genau hin. Die Kunst ist es nur, diese Krisen nicht zur Gewohnheit werden zu lassen.

Wenn wir fest mit beiden Beinen im Leben stehen, schlagen wir auf schöpferische Art und Weise eine Brücke zwischen Himmel und Erde und sind bereit für die feinstoffliche Wahrnehmung. Wir schalten einfach unser Licht an und hören auf, gegen die Dunkelheit anzukämpfen. So erfüllen wir die Welt mit mehr Schönheit, Glück und Bewusstheit. Und das fühlt sich richtig gut an.

Coaching für den Aha-Effekt

Zum einen dient das Coaching der Erweiterung Ihres Blickwinkels, zum anderen trainieren Sie sich in der Entwicklung eigener Lösungswege. So können Sie innere Ressourcen, Ihre ureigenen Fähigkeiten wiederentdecken. Zu Anfang benötigen Sie dabei noch ein wenig Unterstützung. Schon bald bemerken Sie, wie einfach alles ist. Sie üben sich dann in wertungsfreier Beobachtung und können innere und äußere Veränderungen genau wahrnehmen. Das bedeutet: Sie sind sehr schnell in der Lage, aus alten Mustern auszusteigen und Verhaltensweisen abzulegen, mit denen Sie sich selbst begrenzen. Und das alles geschieht im Einvernehmen mit den universellen Gesetzlichkeiten.*

Ein Mensch samt seinen Lebensumständen ist das Ergebnis seiner eigenen Kreationen. Diese beruhen auf seinen eigenen, oft unbewussten

* Im Coaching-Gespräch arbeite ich gern mit der sogenannten Wachtrance. In einer angenehmen, entspannten Atmosphäre gelingt es dem Klienten, innerlich gelöst und gelockert zu sein. In diesem Zustand fällt es ihm spielend leicht, seine Aufmerksamkeit nach innen zu richten und Beobachter seiner selbst zu sein.

Gedanken und Gefühlen. Sobald der Mensch bereit ist, diese Schöpfungen zu erkennen und anzunehmen, kann er seine Lebensumstände aktiv verändern. (Ich sehe jeden Menschen als Schöpfer und nicht als Opfer bestimmter Lebensumstände oder Personen. Denn jeder, wirklich jeder Mensch hat sich seine Lebensumstände zu 100 % selbst erschaffen, wenngleich oftmals unbewusst.) Dann erhält er die benötigte Hilfe und Begleitung, um sich aus der Abhängigkeit von äußeren Umständen oder anderen Menschen zu befreien, und kann sein Leben absichtsvoll so lenken, wie er es möchte.

Neue Wege sind unbekannte Wege. Und was unbekannt ist, macht dem Verstand Angst. Ihm ist es aufgrund seiner gewohnten Denkstrukturen lieber, in der Selbsttäuschung zu bleiben, als den für uns richtigen, jedoch erst einmal fremden Weg zu gehen. Was ist der Grund dafür?

Bereits im Kindesalter haben wir gelernt, Gefühle in »angenehm« und »unangenehm« zu unterscheiden. Angenehme Gefühle sind willkommen, unangenehme sind zu meiden. Der kraftvolle Junge und das freie Mädchen lernen sehr schnell von den sie umgebenden Menschen. Und das funktioniert wie folgt:

Die nach außen gerichtete Wut des kraftvollen Jungen oder die gut sichtbare Angst des freien Mädchens erinnern den Erwachsenen in diesem Moment an die eigenen, verdrängten unangenehmen Gefühle. Diese waren sehr unangenehm und sind deshalb jetzt gut und sicher, für niemanden erreichbar, verpackt. Daher wird der Erwachsene versuchen, die Angst oder Wut des Kindes zu überspielen bzw. das kleine Menschenkind davon abzulenken. Natürlich zeigt der Erwachsene dieses Verhalten nur bei »unangenehmen« Gefühlen, und so entsteht die entsprechende Klassifizierung in »gute« und »schlechte« Gefühle bei dem Kind.

Später wird diese Vorstellung zu einer unbewussten Überzeugung. Deshalb gelingt es weder dem Kind noch dem Erwachsenen, die Zusammenhänge zwischen Gedanken und Gefühlen zu erkennen und konstruktiv damit umzugehen. In den späteren Jahren wird das Unbewusste bemerken, dass das ungute Gefühl uns darauf hinweisen will, etwas in unserem Leben zu verändern. Aufgrund vorangegangener, oft bitterer Erfahrungen glaubt es, dass es sich schmerzhaft anfühlt, die Wahrheit zu sehen. Es könnte die Kontrolle verlieren. Das Ergebnis dieser unbewussten Arbeit ist Angst. Um gut für uns zu sorgen, wählt das Unbewusste also immer den weniger schmerzhaften Weg: Es verharrt – sich selbst täuschend – in der Situation. Das Unbewusste kann nicht wissen, dass der neue Weg am Ende Schmerzfreiheit bedeutet. Es weiß nicht, dass dieses unangenehme Gefühl lediglich ein Warnsignal darstellt. Eine Aufforderung aus dem tiefsten Inneren für die augenblickliche Veränderung unserer Gedanken.

Sind uns diese Zusammenhänge bekannt, können wir dem Neuen Vertrauen schenken. Dann gehen wir gelassen und neugierig in die Veränderung. Aus diesem Grunde sind für mich Coaching und Wissensvermittlung voneinander untrennbar. So erhält jeder genau das Wissen an die Hand, das er benötigt, um ohne Furcht in eine Veränderung zu starten. Wenn wir wissen, aus welchem Grund wir so ticken, wie wir ticken, können wir fröhlich in unser neues Leben starten. Da, wo vorher die Angst war, ist jetzt Vertrauen in die eigene Kraft.

Weiterhin möchte ich Ihnen zeigen, wie Sie Ihr Denken und Handeln wieder selbst bestimmen können. Glauben Sie mir, es ist kein Zufall, dass manche Menschen Glück und Erfolg haben und andere immer wieder in ihrem Leben straucheln. Aus meiner Sicht gibt es keine Zufälle, sondern vielmehr Auffälligkeiten. Glücklich und erfolgreich zu sein, ist das Ergebnis von bewusster geistiger Ausrichtung, entsprechenden Gefühlen und folgerichtigem Handeln.

Unser Denken wird am stärksten im Kindesalter geprägt. In dieser Zeit unseres Lebens erfahren und verankern wir die sogenannte So-ist-die-Welt-Sicht und die So-bin-ich-Sicht. Wir entwickeln zum Beispiel folgende Überzeugungen:

- »Die Welt ist gefährlich« oder »Die Welt ist freundlich«,
- »Anderen Menschen kann man nicht trauen« oder »Jeder Mensch hat einen guten Kern«,
- »Ich bin nicht richtig« oder »Ich stehe zu mir«,
- »Ich bin allein« oder »Ich kriege immer die nötige Unterstützung«.

Kennen Sie diese oder ähnliche Gedanken? Werden Ihnen Ihre Gedanken erst einmal bewusst, sind Sie mit Sicherheit erstaunt, was es* alles in Ihnen denkt: Druck machende Gedanken, Wertungen, Verurteilungen, Gedanken rund um Angst und Sorge sowie ganz viel Selbstkritik und Selbstschuld. Eines ist sicher: Solche Gedanken passen nicht zu einem glücklichen und erfolgreichen Leben. Sie werden überrascht sein, wie schnell Sie Ihre Gedankenwelt verändern können. Mit den einfachen Techniken, dem Wissen und den wirksamen Übungen dieses Buches macht es sehr viel Spaß, seinen Geist entsprechend den eigenen Wünschen visionär auszurichten und den eigenen Schöpferprozess zu beobachten.

Hypnose – kraftvoll und effizient

Nach meiner langjährigen Erfahrung geht jeglichem Unbehagen, allen Krankheiten sowie jeder Lebenskrise Folgendes voraus: Der Mensch hat sich, meist unbemerkt, von seinem Unbewussten abgetrennt. Er kann die Botschaften seiner Seele nicht mehr wahrnehmen oder für seinen Weg förderlich interpretieren. Der analytische Verstand versucht in der Folge, ein Problem zu lösen, welches er bewusst nicht lösen kann, und dreht sich somit immer wieder um sich selbst. Ein enorm kräfteraubender innerer Konflikt ist entstanden.

Meine Seminarteilnehmer berichten mir immer wieder, dass sie zwar von diesem in ihnen ablaufenden Prozess nichts mitbekommen, wohl

* »es denkt in Ihnen« = »was Sie unbewusst denken«

jedoch von den Folgen: Sie empfinden Angst, Sinnlosigkeit, Hilflosigkeit oder Überforderung. Und sie sind sehr erstaunt, wie schnell die Hypnose hilft, das Bewusste wieder mit dem Unbewussten zu verbinden. Wenn beide an einem Strang ziehen, erreichen Sie Ihre Ziele am schnellsten.

Hypnose in den unterschiedlichsten Formen gibt es bereits seit Tausenden von Jahren. Schon im alten Ägypten ließen sich die Pharaonen während ihres Schlafes von ausgewählten Personen stärkende Suggestionen einflüstern. Mit einer gefestigten inneren Wahrnehmung konnten sie ihre Aufgaben besser meistern. Doch erst im 20. Jahrhundert etablierte sich die Hypnose zu einer wirklich wissenschaftlich anerkannten und in zahlreichen Heilzentren auf der ganzen Welt praktizierten Heil- und Behandlungsmethode.

Mithilfe der hypnotischen Trance* erfahren Sie, wie leicht es ist, durch die gezielte Kommunikation mit Ihrem eigenen Unbewussten schnelle und dennoch anhaltende Veränderung zu erreichen. Heilende Hypnose ist frei von Manipulation und unterscheidet sich daher grundlegend von der in Shows gezeigten Hypnose: Sie ist ein fokussierter Bewusstseinszustand, bei dem Sie zu jedem Zeitpunkt die volle Kontrolle über sich besitzen. Ganz gezielt richten Sie Ihre Aufmerksamkeit weg vom Tagesbewusstsein, das vom Verstand gesteuert wird, hin zu inneren Wahrnehmungen.

Im Zustand der Hypnose wird das sogenannte kritische Denken, also das von Kindesbeinen an geprägte Denken, abgeschwächt. Es wird durch ein Denken in Möglichkeiten und visionären Vorstellungen ersetzt. Während einer Trance werden Sie dabei unterstützt, sich Ihre eigene innere Wirklichkeit aufzubauen, diese zu verändern und die bunten Facetten Ihres Lebens zu erleben. Sie werden angeleitet, die innere Wirklichkeit möglichst real zu spüren und die angenehmen Gefühle zu intensivieren. Die einzige Brücke zwischen dem Bewussten und dem Unbewussten ist die Vorstellung, also die Fantasie. Je lebendiger das in-

* Hypnose, heilende Hypnose und hypnotische Trance verwende ich in meinen Ausführungen gleichbedeutend.

nere Bild, umso kraftvoller die Wirkung. Es ist wie mit dem Erlernen des Fahrradfahrens: Je öfter wir üben, umso besser klappt's.

Hypnose ermöglicht in vielen Fällen rasche und überraschend lang anhaltende Hilfe. Ganz gleich, ob es um tief sitzende Muster aus der Kindheit geht, ob Sie einfach nur ein paar Kilos weniger wiegen möchten, Ihren Stress besser verarbeiten wollen oder sich kraftvoll ein sinnhaftes und erfülltes Leben kreieren wollen: Mithilfe der Hypnosen verbinden Sie sich wieder mit den unbewussten 95 %.

Ferner ermöglicht die hypnotische Arbeitsweise Trancezustände, die zielgerichtet zu Ihrem Wohle genutzt werden können. Die Hypnose erlaubt es Ihnen, die Aufmerksamkeit auf bestimmte Erfahrungs- und Erlebnisbereiche zu richten. Unbewusstes wird bewusst. Die dazugehörige, oft viele Jahre unterdrückte Emotion kann sich zeigen und von Ihnen beobachtend wahrgenommen werden. Endlich wird sich diese festsitzende Energie aus Ihren Zellen herauslösen. Damit ist der Energiefluss wiederhergestellt, und Ihre energetische Schwingungsfrequenz verändert sich: Zuvor niedrige Schwingungen, die oft als schwer und kraftlos empfunden wurden, verwandeln sich in hohe Schwingungen, die sich weit und leicht anfühlen.

Aus spiritueller Sicht ist jeder Mensch über das Unbewusste mit seinen energetischen Strukturen und dem universellen Ganzen verbunden. Mittels hypnotischer Trance, die frei von Raum und Zeit ist, erhalten wir den Zugang zu uns als Energiewesen. Sie ist einer der Schlüssel, mit dem wir die Schatztruhe der unendlichen Möglichkeiten und das Tor der Heilung öffnen können. Wir hören unsere eigenen Botschaften und können uns so entsprechend unserem Lebensplan ausrichten.

Was bedeutet es eigentlich, wenn wir in der Trance sind? Die Trance ist ein Zustand tiefer Entspannung, in dem unser Gehirn vor allem Alpha- und Thetawellen ausschüttet. Sie kennen diesen Zustand aus der Zeit kurz vor dem Einschlafen. Das äußere Geschehen wird immer unwichtiger, das Bewusste kommt zur Ruhe, während das Unbewusste empfangsbereiter und empfänglich für Suggestionen wird. Auch Visualisierungen lassen sich in diesem Zustand leichter aufbauen und entfalten eine viel größere Wirkung.

Auf die Frage hin: »Bin ich in der Hypnose willenlos?«, gibt es von mir ein deutliches Nein. Auch in der hypnotischen Trance behalten Sie Ihren Willen und könnten die Hypnose abbrechen, sofern Sie wollen. Denken Sie nur an das Einschlafen: Sie sind schon fast in anderen Sphären, doch ein kleines ungewöhnliches Geräusch im Außen reicht, um wieder hellwach zu sein. Während der hypnotischen Trance hören Sie jedes Wort und können bei Bedarf selbst reden. Es gibt auch kein typisches »Gefühl des Hypnotisiertseins«. Jeder Mensch erlebt den Trancezustand subjektiv unterschiedlich. Während der eine sich in seinem Körper einfach nur wohlfühlt, erfährt der andere, wie seine Sinne das Erleben der inneren Tiefe spüren und sein Verstand sich klärt und ausrichtet. Das innere Erleben ist also so individuell wie der Mensch selbst. Für jeden von uns sind es einzigartige, wunderschöne Erlebnisse. Jeder verfügt zudem über eine Art inneren Wächter. Das ist eine innere Kontrollinstanz, die auch noch in tiefster Trance zuverlässig arbeitet. Sie achtet darauf, dass die Integrität eines Menschen, also seine grundlegenden Moral- und Wertvorstellungen, unangetastet bleiben, und lässt keine Grenzüberschreitung zu.

Im Gegenteil: In der Hypnose kann eine in der Kindheit verletzte Integrität geheilt werden. Dann ist der erwachsene Mensch wieder in der Lage, Nein zu sagen (und nicht, wie so oft, Ja), wenn er vom Herzen her Nein meint. Die hypnotische Trance unterstützt ihn dabei, ganz bewusst Entscheidungen zu treffen und sein Lebensschiff wieder selbst zu steuern.

Der Grundaufbau einer Hypnose

Damit die hypnotische Arbeit effizient gestaltet werden kann, ist es gut, ein wenig über ihren Ablauf zu wissen. Jede Hypnose lässt sich in sechs Abschnitte einteilen: Vorbereitung, Induktion, Vertiefung, hypnotherapeutische Arbeit, Exduktion und Check.

1. VORBEREITUNG

In diesem Schritt schaffen wir die Rahmenbedingungen, um frei von äußeren Störungen die Hypnose zu erleben. Wir sitzen bequem oder liegen angenehm. Eine Decke hilft, die wohltuende Wärme zu halten. Auch ein Toilettengang vorher ist zu empfehlen. Ferner ist es für das hypnotische Arbeiten gut, den Schlafplatz zu meiden. Mit diesem hat das Unbewusste das Konzept »Schlafen« kombiniert. Gerade bei anfänglicher hypnotischer Arbeit kann diese Verknüpfung hinderlich sein.

2. INDUKTION (EINLEITUNG)

Mit diesem Schritt leiten wir die eigentliche Hypnose ein und versetzen uns in den Trancezustand. Wir gehen mit unserer Aufmerksamkeit weg vom Verstandesbewusstsein und hin zu wirklich Wichtigem in der Tiefe, um besonders aufmerksam zu sein für die Dinge, die aus uns selbst heraus kommen. Um das zu erreichen, konzentrieren wir uns zum Beispiel intensiv auf unseren Atemstrom. Wir beobachten unser Ein- und Ausatmen vielleicht für ein oder zwei Minuten. So entspannen wir uns mehr und mehr, und schon ist uns die Induktion perfekt gelungen. Das Unbewusste wird angesprochen, es erhält Raum und kann uns somit bei der Problemlösung helfen. Es tritt mehr in den Vordergrund, während der bewusste Verstand zur Ruhe kommt. Da das Unbewusste hellwach ist, kann das Bewusste träumen.

3. VERTIEFUNG

Ziel der Vertiefung ist es, noch tiefer in die Trance zu kommen. Dann können hypnotische Suggestionen besser aufgenommen werden und das Unbewusste kann exzellente Arbeit leisten. Diese zielgerichteten Botschaften an das Unbewusste motivieren zu Stärke und Kraft, sodass sich positive Veränderungen einstellen können. Das gelingt sehr gut durch eine bildhafte, metaphorische Sprache. Diese regt die Fantasie und Vorstellung enorm an. Die Vorstellung ist die einzige Brücke, die wir zwischen dem Bewussten und dem Unbewussten haben.

Vermehrtes Schlucken, Darmgeräusche oder das Gefühl, dass sich die Augen unter den Lidern bewegen, zeigen an, wenn eine tiefere hypnotische Trance erreicht ist. Vielleicht haben wir auch das Gefühl von Leichtigkeit oder das von angenehmer Schwere und Wärme.

4. HYPNOTHERAPEUTISCHE ARBEIT

In der Trance angekommen, wird in diesem Schritt das Unbewusste aufgefordert, an der Lösung von Problemen zu arbeiten. Unbewusste Prozesse werden in Gang gesetzt, Blockaden gelöst. Wir erhalten Antworten aus der Tiefe unseres Seins. Suggestionen und Visualisierungen erhalten Raum zur Entfaltung. Vielleicht bahnt sich eine Träne ihren Weg: Ein gutes Zeichen dafür, dass sich Altes löst. Und da, wo Altes geht, ist Platz für Neues. Sehr gut!

5. EXDUKTION (RÜCKHOLUNG)

Wir beenden die hypnotische Trance. Schritt für Schritt kehren wir ins Hier und Jetzt zurück. Wir bewegen die Hände, Arme, Füße und Beine und kommen mit ein paar tiefen Atemzügen wieder ganz im Tagesbewusstsein an.

6. CHECK

Wir überprüfen, ob wir wirklich ganz wach sind. Anschließend genießen wir den gewonnenen Zugang zu unseren inneren Welten.

Achten Sie darauf, dass Sie das in der Hypnose Erlebte nicht mit Ihrem Verstand analysieren. Während der Hypnose können Sie wunderbare Dinge erleben, die Sie sicher kaum in Worte fassen können. Versuchen Sie es erst gar nicht. Bewahren Sie sich dieses faszinierende Erlebnis, und genießen Sie es in Ihrem Inneren. So unterstützen Sie die Arbeit Ihres Unbewussten auch außerhalb der Trance. Vielleicht werden Sie erstaunt sein, wie schnell Sie sich verändern – hin zu innerer Stärke, Gelassenheit und zu dem, was Sie wirklich wollen.

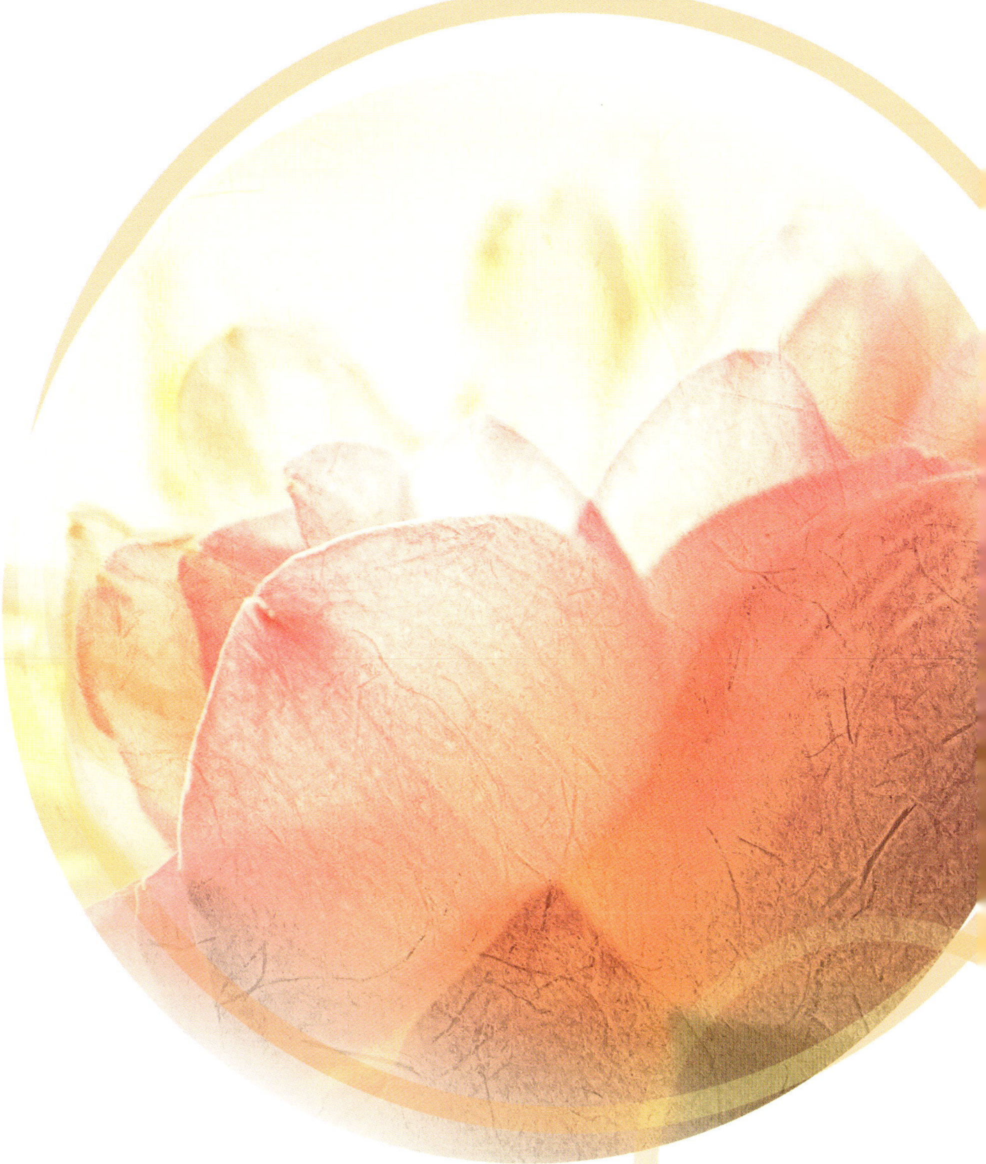

Mit Widerständen gekonnt umgehen

Oftmals werden die Veränderungen, die Sie durch das Mediale Hypno-Coaching erreichen, stärker von anderen als von Ihnen selbst bemerkt. Ich erlebe immer wieder zwei Arten von Reaktionen aus der Umwelt des Klienten:

Freunde, Bekannte oder auch Arbeitskollegen stellen sichtlich begeistert fest, dass Sie sich verändert haben. Oft werden Worte wie diese wiedergegeben: »Du strahlst in letzter Zeit so. Also, du bist wirklich gut drauf und wirkst so mittig. Sag mal, was hast du gemacht? Ich will das auch.« Passanten lächeln Sie plötzlich an, ein angenehmer Blick, ein freundliches Wort. Etwas, was Sie nur zu gern erwidern.

Insbesondere enge Bezugspersonen wie Mutter oder Vater, der Lebenspartner oder die Kinder können jedoch auch in den Widerstand gehen und sich wie folgt äußern: »Sag mal, du hast doch sonst immer alles gemacht. Aus welchem Grund kannst du mit einem Mal nicht mehr …« Dann ist es sehr sinnvoll, ganz bei sich zu bleiben. Atmen Sie tief durch. Das kennen Sie aus dem Beginn der Hypnose, der Induktion. Sagen Sie mit Ihrer inneren Stimme zu sich: »Ich spüre so viele angenehme Gefühle in mir. Ich achte mehr darauf, dass es mir gut geht, anstatt in eine Rechtfertigung zu gehen. Wenn ich mich verändert habe – sehr gern.«

Der oben beschriebene Widerstand ist völlig normal. Stellen Sie sich doch einmal vor: Sie haben vielleicht über Jahre oder Jahrzehnte hinweg den Wünschen anderer entsprochen und sich deren Willen gefügt. Sinnbildlich griff ein Zahnrad in das andere. Alles drehte sich und funktionierte. Durch Ihre Veränderung greifen die Zahnräder nicht ineinander, denn Ihr Zahnrad dreht sich nun auf einem höheren Energieniveau. Diese Situation birgt jedoch auch eine Perle für die anderen. Wenn Sie auf Ihrem neuen Energielevel bleiben, so bieten Sie den anderen Personen die Möglichkeit, sich ebenfalls zu verändern. Ist deren Energie angestiegen, werden die Zahnräder auch wieder ineinandergreifen. Dort, wo vor und während Ihrer Veränderung Streit war, werden dann Frieden und ein authentisches Miteinander herrschen. So kommen alle den Absichten, mit denen sie hier auf der Erde angetreten sind, mit Sicherheit ein ganzes Stückchen näher. Wie schön!

Selbsthypnose: Mehr als ein Kurzurlaub

Der Name sagt es bereits: Bei einer Selbsthypnose führen Sie sich selbst in die Hypnose. Das geschieht ganz einfach, indem Sie mit Ihrer inneren Stimme zu sich sprechen und sich somit selbst den Auftrag geben, in eine angenehme Trance zu gehen. Alternativ können Sie auch mit einer Selbsthypnose-CD arbeiten.* Sie (oder die CD) übernehmen also teilweise oder ganz die Rolle, die bei einer geführten Hypnose der Hypnotherapeut einnimmt. Eine besondere Form der Selbsthypnose ist das Autogene Training. Dieses arbeitet mit bestimmten Suggestionen, die ausreichend oft wiederholt im Körper automatisch Reaktionen wie innere Ruhe oder ein angenehmes Wärmegefühl hervorrufen.

Was bewirkt Selbsthypnose?

Egal, welche Art der Selbsthypnose Sie praktizieren möchten – sie wirkt auf genial einfache Weise. Daher schule ich auch meine Seminarteilnehmer und Klienten sehr früh in den Techniken der Selbsthypnose. Ich weiß, dass sie damit ein wunderbares Arbeitswerkzeug besitzen, um gut für sich zu sorgen und ihr eigenes Voranschreiten effektiv zu unterstützen.

* Wenn Sie möchten, nutzen Sie meine CDs mit Selbsthypnosen zu den verschiedensten Themen. Eine Übersicht finden Sie auf meiner Webseite. Mit diesen CDs können Sie so oft arbeiten, wie es für Sie richtig ist. Sie werden erstaunt sein, wie schnell sich die ersten Veränderungen in Ihrem Leben zeigen werden. Befinden Sie sich gerade in einer schwierigen Phase Ihres Lebens oder möchten Sie tiefer in die Arbeit an sich selbst einsteigen, dann können Sie mich auch gern in einem meiner Seminare oder in meiner Praxis besuchen.

Mittels Selbsthypnose können Sie:

- Ihren gefühlten Stress verringern und Ruhe einkehren lassen,
- Ihr Immunsystem ankurbeln,
- sich selbst bei dem Erreichen Ihrer Ziele unterstützen,
- auf psychosomatische Störungen, Bluthochdruck sowie auf Schlaflosigkeit positiv einwirken,
- Schmerzen, Allergien und Asthma lindern,
- Ihr Selbstbewusstsein stärken,
- innere Blockaden auflösen,
- Ihr Wohlfühlgewicht erreichen,
- Ihre Leistungsfähigkeit stärken,
- sich zu der Persönlichkeit entwickeln, die Sie wirklich sein wollen, und
- sich selbst wirkungsvoll bei der bewussten geistigen Ausrichtung unterstützen.

All dem geht voran: Sie verbinden sich wieder mit sich selbst, mit Ihrem Inneren. Dann ist es möglich, für die guten Botschaften, die aus Ihnen selbst kommen, aufmerksam zu sein. Sie selbst sorgen gut für sich und bleiben auf einem hohen Energieniveau. Das zahlt sich für Sie aus.

Ich finde es wunderbar, dass Selbsthypnose keinerlei Arbeit bereitet und auch ohne langwierigen Lernprozess funktioniert. Sie ist mehr als ein Kurzurlaub. Weg aus einer hektischen Welt, eine Auszeit, in der Sie besonders gut mit sich selbst in Kontakt sind.

Probieren Sie es gleich aus, es lohnt sich! Im Anschluss finden Sie eine Selbsthypnose, in der Sie sich mit Ihrer inneren Stimme durch die gesamte Hypnose leiten. Sie ist einfach in der Durchführung und somit leicht erlernbar. Ich wünsche Ihnen von Herzen gutes Gelingen.

Beachten Sie: Ihre innere Stimme steht Ihnen immer zur Verfügung. Auch unter widrigen Umständen können Sie diese Art von Hypnose durchführen. Sie ist eine wirkungsvolle Technik für die geistige Ausrichtung, für die unterstützende Arbeit mit dem Unbewussten und für die innere Ruhe. Wer sich in Selbsthypnose übt, dem gelingt es viel besser, in schwierigen Situationen bei sich zu bleiben und nicht »außer sich« zu sein. Bewusst zu sein, zahlt sich aus.

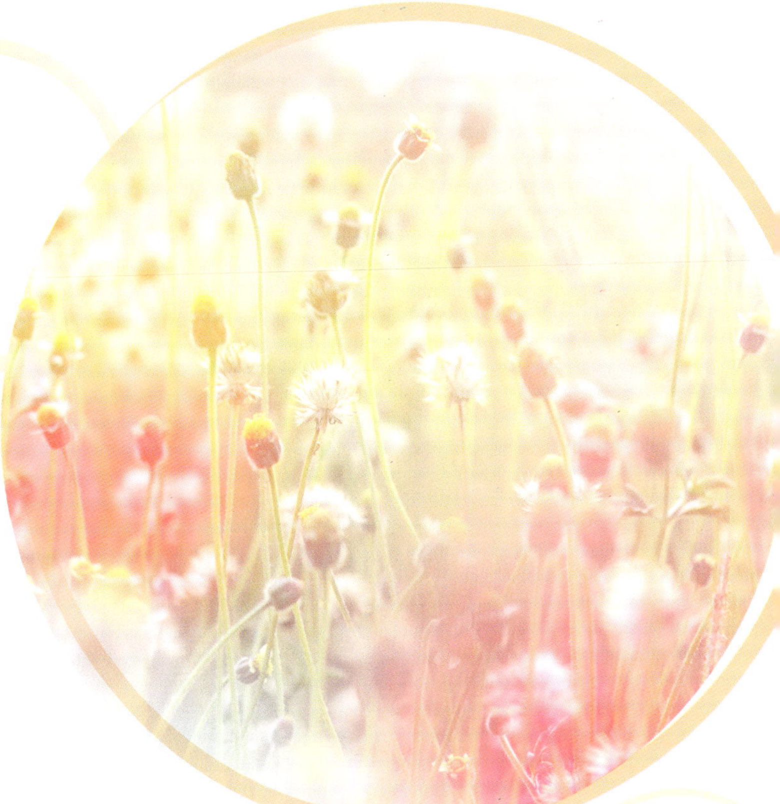

SELBSTHYPNOSE: WOHLFÜHLOASE

Fangen Sie am besten mit der Induktion an, und heben Sie sich die Vertiefung der Hypnose so lange auf, bis Sie schon ein wenig Übung mit dem ganzen Vorgang haben. So wird es Ihnen leichter gelingen, sich die Anweisungen zu behalten. Ich empfehle Ihnen darüber hinaus, sich vor Übungsbeginn die komplette Hypnose durchzulesen. Dann können Sie alles gut überschauen, und es wird Ihnen leichtfallen, in Etappen vorzugehen.

VORBEREITUNG

Schaffen Sie sich das geeignete Umfeld. Sorgen Sie dafür, dass Sie für 20 Minuten ungestört sind. Sagen Sie zum Beispiel Ihrer Familie Bescheid, und schalten Sie das Telefon aus. In einer angenehm ruhigen Umgebung erhält die Fantasie mehr Kraft.

Egal, ob Sie sitzen oder liegen, Sie sollten es bequem haben. Decken Sie sich zu, um ein Auskühlen während der Hypnose zu vermeiden. Lassen Sie die Alltagssorgen einfach los – die kommenden 20 Minuten gehören ganz allein Ihnen.

Seien Sie auf Ihr Wohl bedacht, und kümmern Sie sich jetzt nur um sich selbst. Seien Sie ruhig egoistisch. Gesunder Egoismus ist Selbstliebe.

INDUKTION

- *Sie wissen ja bereits: Unsere Vorstellung ist die einzige Brücke zwischen dem Bewussten und dem Unbewussten.*

  Schließen Sie also jetzt die Augen, und nehmen Sie gedanklich Abstand vom äußeren Weltgeschehen. Stellen Sie sich eine flauschige, weiße Schäfchenwolke an einem blauen Himmel vor. Legen Sie in diese alle Gedanken, Sorgen und alles, was Sie sonst bewegt, hinein. Diese Wolke ist sehr aufnahmefähig. Geben Sie der Wolke nun einen Schubs, und beobachten Sie, wie sie am Himmel entlangzieht und schließlich am Horizont verschwindet.

- *Richten Sie nun Ihre Aufmerksamkeit auf Ihren Atem. Atmen Sie auf sanfte Weise tief bis in Ihren Bauch hinein – ein und wieder aus. Beobachten Sie beim Einatmen, wie sich die Bauchdecke angenehm hebt und wie sie sich beim Ausatmen elastisch senkt. Atmen Sie ganz frei von Anspannung.*

  Bald haben Sie Ihren ganz eigenen Atemrhythmus gefunden, der Sie ganz gelöst und locker werden lässt. Erzwingen Sie nichts. Lassen Sie den Atem einfach fließen, und atmen Sie weiter tief in den Bauch hinein.
- *Bleiben Sie weiterhin mit Ihrer Aufmerksamkeit bei Ihrem Atem. Stellen Sie sich nun vor, wie Sie mit jedem Einatmen nährende, wohltuende Energie aufnehmen und mit jedem Ausatmen Anspannungen aus dem Körper abgeben.*

  Darüber hinaus können Sie sich vorstellen, dass die eingeatmete Luft eine helle Farbe (zum Beispiel weiß oder hellgrün) annimmt, die Ihnen jetzt besonders guttut. Lassen Sie diese Farbe in jeden Bereich Ihres Körpers strömen. Beginnen Sie mit dem Kopf, und füllen Sie nach und nach den gesamten Körper mit diesem Licht aus.

  Wählen Sie nun ein Bild aus, das Ihnen angenehm ist und somit ein gutes Gefühl vermittelt. Spüren Sie schon, wie Sie lockerer und gelöster werden?

  Wenn Sie möchten, können Sie dieses wohlige Gefühl auch mit formelhaften Suggestionen unterstützen. Sagen Sie mit Ihrer inneren Stimme zu sich: »Mit jedem Ausatmen sinke ich tiefer und tiefer in diese wohlige Ruhe«. Nicht jeder verwendet gern zusätzliche Suggestionen. Probieren Sie es einfach aus, wie es Ihnen am liebsten ist.
- *Nun können Sie das gute Gefühl in Ihnen weiter verstärken, indem Sie auch bewusst auf das Ausatmen achten. Atmen Sie ruhig länger aus als ein. Mit jedem Ausatmen weicht ein weiteres Stückchen Anspannung aus Ihrem Körper. Auf diese Weise können Sie vollständig gelöst und locker werden und das Tagesgeschehen*

weit hinter sich lassen. Wichtig ist, dass Sie sowohl beim nährenden Einatmen als auch beim wohligen Ausatmen der Anspannungen ganz aufmerksam bleiben.

- Horchen Sie in sich hinein. Sie werden erstaunt sein, wie gut Sie sich fühlen. Genießen Sie diesen inneren Zustand, und lassen Sie zu, dass sich dieses wohlige Gefühl in jeder Ihrer Zellen ausbreitet – und auch gern über Ihren physischen Körper hinaus.

Nun haben Sie schon eine Selbsthypnose induziert. Für den Beginn reicht das völlig aus. Je öfter Sie diese Induktion durchführen, umso sicherer werden Sie sich in der Anwendung fühlen und automatisch immer tiefer in eine sehr angenehme Trance gleiten.

Führen Sie in der ersten Zeit direkt nach der wohligen Ruhe die Exduktion, also die Rückholung durch, um zurück ins Hier und Jetzt zu kommen. Sie wird weiter unten im Text beschrieben.

Nach einigen Selbsthypnosen werden Sie den Wunsch verspüren, noch tiefer in die Trance zu gehen. Dann ist der richtige Zeitpunkt für die Vertiefung gekommen. Nutzen Sie dafür nach der Induktion die im Folgenden beschriebene Vertiefung. Mit ihr intensivieren Sie Ihre Trance, und Sie können anschließend auch noch die hypnotische Arbeit folgen lassen.

VERTIEFUNG

- Sie sind ganz im inneren Erleben. Stellen Sie sich nun vor, Sie würden in Ihrem Inneren eine wunderschöne kleine Treppe mit zehn Stufen hinunterschreiten, tiefer und tiefer. Diese Treppe führt zu Ihrem ganz persönlichen inneren Wohlfühlraum. Er ist eine Wohlfühloase, die ihresgleichen sucht.
- Während Sie nun in Ihrem Inneren die Treppe hinuntersteigen, zählen Sie im Stillen von eins bis zehn, Stufe für Stufe. Wenn Sie möchten, sagen Sie nach der vierten Stufe: »Stufe für Stufe, tiefer und tiefer. Und bei einer der folgenden Stufen gleite ich doppelt so

tief in die Hypnose.« Atmen Sie weiter tief und ruhig. Und sehen Sie vor Ihrem inneren Auge, wie Sie diese wunderschöne innere Treppe Stufe für Stufe hinuntergehen.

- Nachdem Sie bis zehn gezählt haben, stehen Sie vor der Tür zu Ihrem Wohlfühlraum. Betrachten Sie diese genau. Erkennen Sie sie wieder? Stimmen Form und Farbe? Oder ist es eine ganz neue Tür? Auch das wäre in Ordnung. Öffnen Sie dann die Tür, und betreten Sie Ihren Wohlfühlraum.

  Er ist wunderschön eingerichtet, genau nach Ihrem Geschmack. Lassen Sie Ihrer Fantasie freien Lauf. Schauen Sie sich um, betrachten Sie die Farben, atmen Sie tief ein und nehmen Sie den wunderbaren Duft im Raum wahr. Genießen Sie diese friedvolle Stille.

- Suchen Sie nun den Lieblingsplatz in Ihrem Wohlfühlraum auf. Vielleicht ist es ein kuscheliger Sessel? Lassen Sie sich darin nieder. Spüren Sie, wie Sie von einer ganz zarten Glückseligkeit durchströmt werden. Nehmen Sie genau wahr, in welchem Bereich Ihres Körpers Sie diese Glückseligkeit am deutlichsten spüren.

  Welche leuchtende Farbe passt am besten zu diesem Glücksgefühl? Lassen Sie nun das Gefühl in dieser Farbe überall durch Ihren Körper strömen. Lassen Sie währenddessen die Farbe kräftiger und kräftiger werden, und hüllen Sie schließlich Ihren ganzen Körper in dieses wunderschöne Licht ein. Lassen Sie es einfach geschehen. Erleben Sie, wie Ihr ganzer Körper von dieser wunderbaren Glückseligkeit durchflutet wird, und baden Sie genüsslich in diesem Licht.

- Während sich das Glückgefühl weiter und weiter in Ihnen ausbreitet, gleiten Sie noch tiefer in die Hypnose. Alles wird noch intensiver, farbenfroher und glückseliger.

HYPNOTHERAPEUTISCHE ARBEIT

Genießen Sie die folgende hypnotherapeutische Arbeit für circa drei bis vier Minuten:

- *Jetzt sind Sie tief in Ihrem Inneren angekommen. Alles wird möglich. Die ganze Welt steht Ihnen offen. Sie gelangen zu Fähigkeiten, die sich oft erst in der Hypnose offenbaren. Machen Sie das Unmögliche möglich: Reisen Sie zu fernen, wunderschönen Orten, unternehmen Sie Dinge, die Sie schon immer machen wollten. Und vor allem: Sehen Sie sich in inneren Bildern genau so, wie Sie sein möchten. Tun Sie, als ob! Sehen Sie Ihre neue Persönlichkeit, hören Sie sich reden, sehen Sie durch Ihre Augen, und agieren Sie mit offenem Herzen.*
- *Ihr Unbewusstes wird diese inneren Bilder abspeichern. Mit jeder Selbsthypnose deutlicher und farbenfroher. Sie werden erstaunt sein, wie schnell diese inneren Bilder zu einem Teil Ihrer Realität werden.*

EXDUKTION

Um sich wieder ins Hier und Jetzt zurückzuholen, gehen Sie wie folgt vor:

- *Sagen Sie sich mit Ihrer inneren Stimme folgenden (oder einen ähnlichen) Satz: »Nun ist es an der Zeit, diese innere Reise zu beenden. Ich werde langsam wieder wach.«*
- *Bewegen Sie Ihre Hände, Arme, Füße und Beine. Recken Sie sich, und strecken Sie sich.*
- *Sagen Sie sich im Geist: »Ich bin kraftvoll, frisch und hellwach.« Nehmen Sie anschließend noch zwei, drei Atemzüge, und öffnen Sie dann Ihre Augen. Sie sind wieder ganz im Hier und Jetzt!*
- *Überprüfen Sie, ob Sie wirklich ganz da sind. Sollte das nicht der Fall sein, dann schließen Sie noch einmal die Augen, und atmen Sie ruhig ein und wieder aus. Führen Sie die Rückholung erneut durch.*

Schon nach den ersten Selbsthypnosen werden Sie ein wunderbar ausgeruhtes Gefühl in Ihrem Körper feststellen, ein Gefühl, das Sie kaum in Worte fassen können. Nehmen Sie davon Abstand, es analysieren oder gar zerreden zu wollen, und bewahren Sie sich dieses göttliche Gefühl. Es wird mit zunehmender Übung noch intensiver werden. Bleiben Sie am Ball, es zahlt sich mit Sicherheit aus.

Es ist übrigens völlig unwichtig, ob Sie sich »hypnotisiert« fühlen. Geben Sie bereits den Ansatz der darauf abzielenden (Selbst-) Kontrolle auf. Sie ist überflüssig.

Ich weiß: In dem Moment, wo Sie gedanklich fest in die Absicht gehen, sich von Ihrem Unbewussten unterstützen zu lassen, wird auch die dahin gehende universelle Ausrichtung beginnen. Lassen Sie es einfach geschehen, und genießen Sie die Arbeit an sich und das Vertrauen in sich selbst.

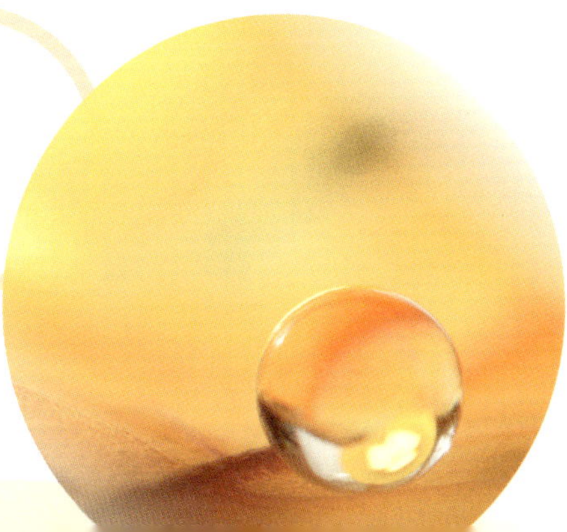

Bewusst und unbewusst

Unser menschliches Denken, Handeln, Erleben und Fühlen findet zum einen bewusst, zum anderen unbewusst statt. Um zu erlernen, uns entsprechend unseren kühnsten und schönsten Visionen auszurichten, ist es wichtig, das bewusste Steuern vom unbewussten Tun zu unterscheiden.

DAS BEWUSSTE	DAS UNBEWUSSTE
- nimmt Reize aus der Umwelt durch die physischen Sinne (Sehen, Riechen, Hören, Schmecken und Tasten) auf - beschäftigt sich mit den Eindrücken und Objekten der Umwelt	- arbeitet stetig und verlässlich ganz automatisch, ohne dass wir uns darum kümmern müssen - kontrolliert die Vitalfunktionen des Körpers wie die Atmung und den Herzschlag
- Fähigkeit der Unterscheidung - Verantwortung der Auswahl - Vernunftgemäße Überlegungen - Sitz der logischen Schlussfolgerungen - Willenskraft	- gibt uns Inspiration und Kreativität - warnt vor Gefahr - speichert Zahlen, Fakten, Namen, Ereignisse usw. ab (→ Erinnerungen) - sehr lernfähig und nimmt dem Bewussten monotone, immer wiederkehrende Gedanken, Arbeiten und Aufgaben ab

- Energie, mit der wir auf unser Unbewusstes Einfluss nehmen können - Wir lernen, nur jene Gedanken zu denken, die unserem Wohl dienen. - Wir stoppen Gedanken, die uns nicht guttun. - Der bewusste Verstand ist zum verantwortlichen Lenker des Unbewussten geworden. - Wir können alles erreichen, was wir wollen.	- lenkt unsere Gedanken und unsere sinnlichen Empfindungen - Heimat des bildhaften Erlebens, der Gefühlswelt und der Emotionen - Alles, was das Bewusste verdrängt, wird hier gespeichert und arbeitet hier weiter. - trifft die Entscheidungen, die unseren Lebensplan unterstützen oder ihm entgegenwirken

Die Steuerung des Menschen erfolgt zu

5%	95%

Auf spiritueller Ebene enthält das Unbewusste all unsere Ideale und Ideen. Es ist der Sitz unserer Vorstellungskraft. Es ist der Kanal, über den wir mit der universellen Energie in Verbindung treten. Je klarer wir diese erkennen, umso mehr verstehen wir sie als Quelle der Kraft. Das Unbewusste wird daher auch als energetisches ICH oder als Seele bezeichnet.

Auf Verstandesebene ist das Unbewusste unser Gedächtnis. Es nimmt Gedanken und Suggestionen auf, die wir bewusst mehrfach denken. Diese können aus uns selbst herauskommen, oder wir haben sie ungefiltert von anderen Menschen, der sogenannten Umwelt, übernommen. Sie können uns dienlich sein oder unserem Lebensplan entgegenwirken. Ganz gleich, woher diese Gedankenimpulse kommen, für das absichtliche Erschaffen unserer Lebensumstände ist es immens wichtig, bewusst darauf zu achten, welche Gedanken wir denken. Sie wissen bereits: Alles, was bewusst ist, kann im Unbewussten kein Eigenleben treiben.

Lassen Sie uns nun konkreter werden. Ein Hinweis vorab: Wenn ich über die Kindheit spreche, dann tue ich das nicht, um den Bezugspersonen der Kinder Schuld zuzuweisen oder um sie zu kritisieren. Es geht einzig und allein um das Erkennen und Verstehen bestimmter Zusammenhänge. Nur dann können wir unbewusste Gedanken erfassen und ändern. Dann sind wir endlich unabhängig von dem, was in der Kindheit geschah oder nicht geschah, und können unseren eigenen Lebensweg gehen. Denken Sie stets daran: Auch unsere Eltern, Großeltern, Lehrer und Erzieher sind geprägt worden und handelten meist im Zustand der Unbewusstheit. Alles, was sie taten oder nicht taten, geschah aus bester Absicht. Hätten sie es anders gewusst, dann hätten sie unser Heranwachsen mit Sicherheit auf andere Art unterstützt.

Meiner Überzeugung nach verhält es sich so: Wir alle haben uns auf Seelenebene unsere Eltern, unser Elternhaus und die näheren und ferneren Umstände ausgesucht, mit welchen wir in diesem Leben inkarnierten. Für jedes irdische Leben nimmt sich eine Seele vor, bestimmte Erfahrungen zu machen, und andere Seelen sind ihr dabei behilflich.

Lassen Sie es mich Ihnen an einem Beispiel erläutern: Eine Seele nimmt sich vor, zu erfahren, wie es ist, verlassen zu werden und allein zu sein. Um diese Erfahrung machen zu können, braucht sie die Unterstützung mindestens einer weiteren Seele. So geschieht es, dass die Mutter eines dann achtjährigen Kindes plötzlich durch einen Autounfall ums Leben kommt. Nichts ist mehr so, wie es war: Angst und Trauer zeigen sich, und das Kinderherz ist tief verletzt. Mit der Zeit lernt das Kind, mit diesem Verlust umzugehen und kommt mit dem Alleinsein gut zurecht. Es besinnt sich auf seine Stärken und seine Offenheit, und die Wunde im Herzen beginnt zu heilen. Das Kind lernt, dass es viele Menschen gibt, denen es nahe sein kann, und vor allem auch, dass es sich selbst hat. Letztlich ist es gestärkt aus dem Erlebten hervorgegangen. Der spätere Erwachsene hat erfahren, wie es sich anfühlt, verlassen zu werden. Aus dieser Erfahrung ist er gestärkt hervorgegangen. Er vertraut dem Fluss des Lebens und weiß: Er begegnet immer den richtigen Menschen zur rechten Zeit.

In diesem Beispiel hat der Mensch Erkenntnis erlangt und braucht somit kein zweites Mal eine ähnliche Situation zu erleben. Die Seele hat die von ihr beabsichtigten Erfahrungen gemacht sowie die sich selbst gestellte Aufgabe erfüllt.

In der Regel erfüllen wir uns einen Seelenwunsch auf Anhieb nicht oder nur unvollständig. Oft integrieren wir nur einige Aspekte dieser Aufgabe und die Wunden im Herzen hinterlassen Narben. Im Lauf des Lebens werden wir so lange durch andere Seelen an unsere Narben erinnert, bis wir mutig genug sind, uns diesen Erfahrungen vollends zu stellen. Und eigentlich sind die Zusammenhänge noch viel komplexer. So vielschichtig, dass wir es kaum mit unserem Verstand erfassen können. So manche Seele hat sich eine ganze Menge für eine Inkarnation vorgenommen. Zudem werden Aufgaben, die in vorigen Inkarnationen nicht erledigt worden sind, in das nächste Leben mitgenommen. Alles geschieht immer in der Absicht, auf dem Weg zur absoluten Bewusstheit ein Stückchen weiterzukommen.

Doch gibt es noch andere Aspekte aus unseren Kindertagen, die uns als Erwachsene unbewusst steuern. Als Kind sind wir auf geistiger Ebene sehr stark beeinflussbar. Der kindliche Verstand nimmt alles auf, was er hört und sieht. Daraus entwickelt er im Lauf der Zeit eigene Gedanken und Vorstellungen, die auch Prägungen genannt werden. Diese können sehr stark sein.

Wir werden in unserer Kindheit mit verschiedenen Aussagen förmlich gefüttert. Zum Beispiel: »Du bist wunderbar«, oder: »So, wie du bist, bist du gut.« Manchmal jedoch auch: »Du bist zu dick«, oder: »Dich kann man nicht lieben«, oder: »Du machst auch alles verkehrt.« Wir alle hören als Kinder solche oder ähnliche Sätze immer wieder und kreieren daraus irgendwann eigene Gedanken. Zum Beispiel: »Ich bin gut, so, wie ich bin«, oder: »Ich bin wunderbar.« Vielleicht auch: »Ich bin zu dick«, »Ich bin allein«, oder: »Ich mache alles verkehrt.« Oft übernehmen wir auch einfach Vorstellungen und Auffassungen von anderen, etwa von unseren Bezugspersonen, ohne sie auf ihren Wahrheitsgehalt hin zu überprüfen. Zum Beispiel: »Du kannst keinem Menschen trauen.«

Das Kind beginnt schließlich, diese Gedanken gewohnheitsmäßig zu denken. Weil sich der bewusste Verstand jedoch gern mit neuen Gedanken beschäftigt, übergibt er gewohnte Gedanken und Suggestionen dem unbewussten Teil des Verstandes – ganz egal, ob sie für unser Wachstum förderlich sind oder uns darin hemmen. Diese Gedanken und Suggestionen arbeiten im Unbewussten weiter. Durch unsere tiefsten inneren Erwartungen setzen wir innere Kräfte in Gang und senden Energien aus, die entsprechend gleiche anziehen.* Später im Leben, schon längst erwachsen geworden, wundern wir uns, dass sich unser Leben nach den oben genannten gewohnten Gedanken ausrichtet.

Wenn es in mir unbewusst weiterhin wie früher denkt: »Ich bin allein«, dann werde ich Menschen in mein Leben ziehen, die mir den Zustand des Alleinseins spiegeln, zum Beispiel indem sie mich verlassen. Ich werde mich bestätigt fühlen und denken: »Ich hab's doch gewusst. Ich bin allein.«

Solange wir nicht merken, dass wir selbst mit unseren unbewussten Gedanken die Ursache dafür sind, können wir keine Veränderung einleiten. Ist der bewusste Verstand darin geübt, solche Gedanken zu erkennen, so wird er sehr wachsam sein und dafür sorgen, dass wir diese suggestiven Gedanken nicht mehr denken. Auf diese Weise wird der bewusste Verstand zu einem »Wächter« am Tor zum großen Reich des Unbewussten, der dieses höchst verantwortungsvoll lenkt. Wir sind dann in der Lage, bewusst wahrzunehmen und die immer wiederkehrenden Lebenssituationen zu erkennen, und können endlich unsere Seelenaufgabe komplett bewerkstelligen.

Erkennen Sie, wie wichtig die richtige gedankliche Ausrichtung für uns ist? Da das Unbewusste nicht zwischen Vorstellung und Wirklich-

* Das Gesetz der Anziehung (siehe Seite 54) ist das mächtigste Gesetz im Universum. Es besagt: Die Energie folgt dem Denken. Ob es bewusste oder unbewusste Gedanken sind, ist egal. Die Energie folgt also auch dem unbewussten Denken.

keit unterscheidet, können wir mittels Visualisierungen und dank unserer Vorstellungskraft so viel Gutes für uns erreichen. Ich sage immer: »Tue so, als ob!« Genau dann bestimmen wir unser Denken und Handeln selbst und erschaffen uns inneres Glück und Wohlbefinden.

Das Unbewusste ist auf Verstandesebene unser Gedächtnis. Es beherbergt alle gedanklichen Botschaften, die unabhängig von Zeit und Raum wirken. Auch ist es der Sitz der Gewohnheiten, die Quelle praktischen Wirkens und der schöpferischen Lebenskräfte.

Auf spiritueller Ebene birgt das Unbewusste all unsere Ideale und Ideen. Es ist der Sitz unserer Vorstellungskraft sowie der Kanal, mit dem wir mit der göttlichen Quelle in Verbindung treten. Das Unbewusste ist qualitativ von derselben Beschaffenheit wie das Göttliche (das gern auch als universeller Geist bezeichnet wird). Je klarer wir diese göttliche Quelle erkennen, umso mehr verstehen wir diese Quelle der Kraft. Es wohnt Tür an Tür mit der Seele und ihrem Programm. Ist unser physischer Körper mit dem energetischen ICH verbunden, so können wir das Universum immer um Unterstützung bitten. Es wartet nur darauf, in unserem Sinn aktiv zu werden. Schon wenn wir unsere innere Bereitschaft bekunden, wird das Universum uns bei der Lösung unserer Lebensthemen unterstützen.

Es ist ein großer Unterschied, ob wir gewohnheitsmäßig denken oder ob wir unser Denken bewusst und dienlich steuern und damit die mächtige Kraft des Universums, die schöpferische Energie des universellen Geistes in Gang setzen. Unser Geist befindet sich erst im Einklang mit dem universellen Geist, wenn wir zu dieser Art der Gedankenkontrolle in der Lage sind.

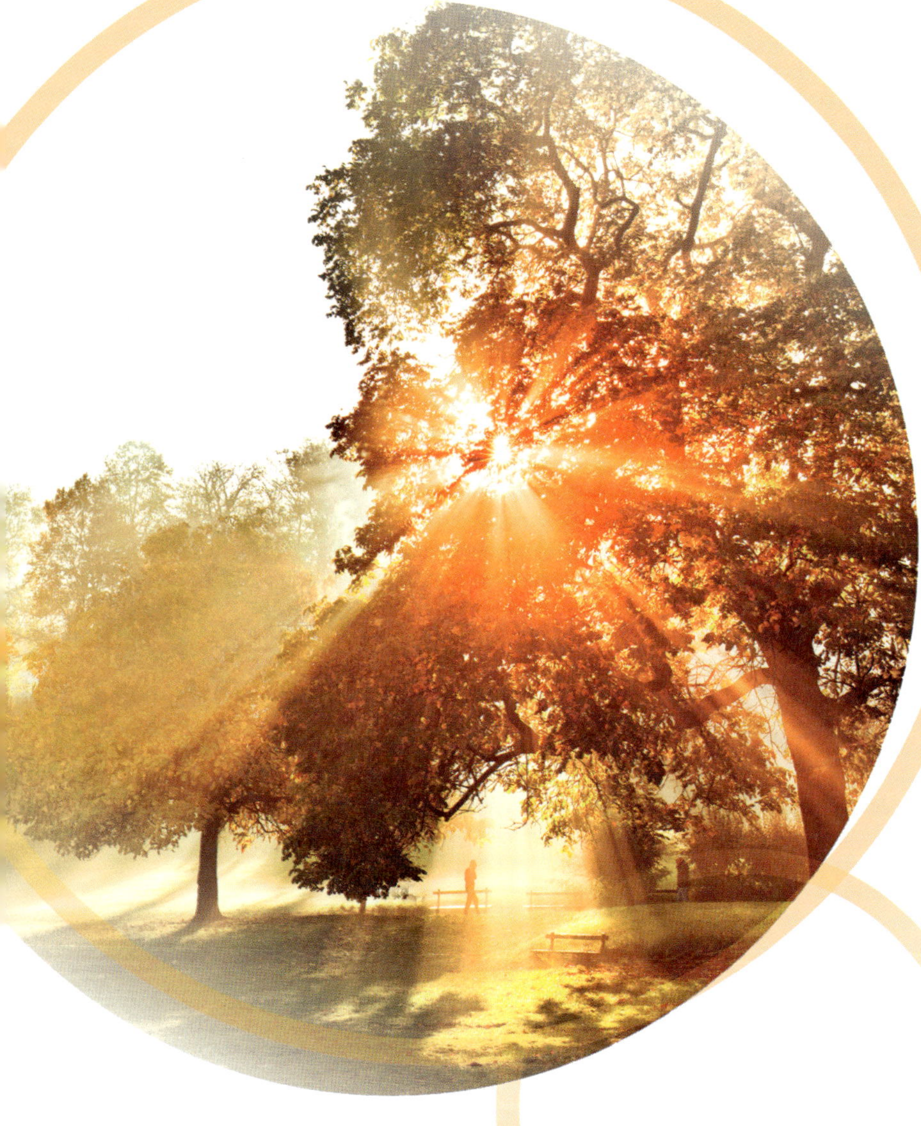

Energie und Materie

Bei dem Wort Energie denken viele an elektrischen Strom, vielleicht auch an chemische oder thermische Energie. Das sind allseits bekannte Fakten. Doch schon die Vorstellung, dass die Welt, die wir mit unseren äußeren Sinnen wahrnehmen, kein objektives Abbild einer äußeren Wirklichkeit darstellt, ist für manchen von uns völlig absurd. Viele Menschen glauben nur an das, was sie über ihre fünf Sinne (Sehen, Fühlen, Hören, Schmecken und Riechen) wahrnehmen können. Die Materie, das Grobstoffliche ist für sie das Entscheidende. Das ist auch verständlich, weil unsere fünf Sinne für die Wahrnehmung der materiellen Form verantwortlich sind. Es gibt jedoch noch viel mehr als das Grobstoffliche. Sicher werden Sie es als enorme Bereicherung empfinden, wenn Sie sich auch für das nicht Sichtbare, für die sogenannte feinstoffliche Welt öffnen können.

Schauen wir einmal genauer hin: Wenn wir in unseren Körper hineinspüren, bemerken wir leicht unseren Herzschlag. Das dafür verantwortliche Organ ist unser Herz. Es schlägt ganz von allein, willentlich können wir es nicht beeinflussen. Jedes Herz besteht aus verschiedenen Geweben, diese wiederum aus einzelnen Zellen. Jede Zelle ist aus verschiedenen Zellbestandteilen aufgebaut. Schauen wir uns diese genauer an, erkennen wir mit bestimmten Mikroskopen zum Beispiel Moleküle. Moleküle sind aus Atomen aufgebaut, diese wiederum aus subatomaren Partikeln. Die Quantenphysiker haben bereits lange bewiesen, dass diese kleinen atomaren Partikel hauptsächlich aus Energie bestehen, und zwar zu 99,9999 %. Nur der kleine Rest von 0,0001 % ist Materie.

Erinnern Sie sich? Wir sind von unserem Herzen ausgegangen. Wenn wir jetzt den Weg zurückverfolgen, aus wie viel Energie und Materie besteht unser Herz? Genau: zu 99,9999 % Energie und 0,0001 % Materie. Es sind also hauptsächlich Energiewellen, die unser Herz aufbauen und organisieren. Energie gestaltet physische Strukturen und deren Funktionsweise. Und wir legen unsere gesamte Aufmerksamkeit auf diesen verschwindend geringen Anteil von 0,0001 % der Realität, der materiell ist. Können Sie sich vorstellen, wie stark wir unser gesamtes Dasein bereichern, wenn wir die übrigen 99,9999 % mit einbeziehen? Die Quantenphysiker wissen schon längst: Wenn eine Aufmerksamkeit auf Energie gerichtet wird, so beginnt diese, sich zu manifestieren. Energie organisiert sich zu subatomaren Partikeln, diese zu Atomen, Molekülen bis hin zu Organen und Körpern. Anders ausgedrückt: Die Energie senkt ihre Frequenz immer weiter ab, bis sie schließlich als feste Materie erscheint. Aus Energie entsteht Leben, diese unsichtbare Intelligenz lässt wunderbare Galaxien entstehen. Können Sie erkennen, was das für Sie bedeuten kann?

Das ganze Universum ist Energie. Alles, was sich materialisiert hat, ist zurückzuführen auf Atome, diese wiederum auf subatomare Teilchen und jene letztendlich auf Energie. Jeder Gedanke, auch jedes von uns gedachte und gesprochene Wort, ist Energie. Auch jedes Gefühl ist Energie. Alles schwingt. Verbinden wir einen Gedanken mit einem Gefühl, so entsteht eine neue, noch kraftvollere Schwingung. Mit jedem Gedanken und dem dazugehörigen Gefühl senden wir eine kraftvolle Energiewelle ins Universum. Damit geben wir dem universellen Energiefeld das Signal, (auf für uns wundersame Weise) zu reagieren. Wir ziehen also Dinge in unser Leben, die wir vorher bewusst oder unbewusst gedacht und gefühlt haben. Und alles geschieht auf der Grundlage ganz bestimmter universeller Gesetzmäßigkeiten.

Diese universellen Gesetze wirken immer, auch wenn wir sie nicht kennen, nicht daran glauben oder sie zu ignorieren versuchen. Nehmen wir das folgende Beispiel: Was glauben Sie passiert, wenn Sie das Buch in Ihrer Hand einfach loslassen? Genau, es fällt auf den Boden. Es wird (hier auf der Erde) immer nach unten fallen, egal, ob Sie das Phänomen »Schwerkraft« kennen, es verneinen oder es verkennen.

Wissen wir um die universellen Gesetze, so können wir diese ganz bewusst nutzen und die Schwierigkeiten und Sorgen unseres Lebens in Gelassenheit und Freude verwandeln. Wer also die universellen Gesetze verinnerlicht hat und danach lebt, wird ein wunderschönes Leben führen. Sie helfen uns, Täler zu durchschreiten und aus Krisen gestärkt hervorzugehen.

Wir wenden uns im folgenden Kapitel dem mächtigsten der universellen Gesetze zu: dem Gesetz der Anziehung. Lernen Sie es kennen, und erfahren Sie, wie Sie dieses Gesetz vorteilhaft anwenden können. Sie kennen es bereits? Wunderbar, dann genießen Sie die angenehme Wiederholung! Nach meiner Erfahrung gelingt uns die praktische Anwendung und Umsetzung umso besser, je öfter wir uns mit diesem Gesetz beschäftigen.

Das Gesetz der Anziehung erkennen und richtig nutzen

Das Gesetz der Anziehung

Das Gesetz der Anziehung ist die Basis jeglicher Existenz und damit das Mächtigste aller universellen Gesetze. Es besagt Folgendes: Gleiches zieht Gleiches an. Dieses Gesetz ist so einfach, dass viele Menschen seine Wirkung und seine Auswirkungen verkennen. Viele Menschen glauben nicht, dass sie selbst über ihr Leben bestimmen. Eher glauben sie an eine Fremdbestimmung, die es so aber nicht gibt. Das, worauf der Mensch seine Aufmerksamkeit richtet, das wird er in seinem Leben anziehen. Gibt er beispielsweise dem Gedanken, dass sein Leben ein Kampf sei, durch wiederholtes Denken Energie, so wird er entsprechend Gegner und Widerstände in sein Leben ziehen.

Sie, lieber Leser, sind die einzige Kraft, die alles anzieht, jegliche Erfahrung in Ihrem Leben, mag sie noch so gut oder unangenehm sein. Sie ganz allein sind der »Magnet«, ein Magnet mit enormer Anziehungskraft. Wie jedoch funktioniert das Gesetz der Anziehung genau?

Wer sind wir wirklich?

Sie wissen bereits: Das ganze Universum ist Energie. Alles schwingt. Alles, was sich je materialisiert hat, ist letztendlich auf Energie zurückzuführen. Jedes von uns gesprochene oder gedachte Wort löst ein Gefühl in uns aus. Worte und Gefühle sind Energie. Auf diese Weise senden wir Schwingungen ins Universum. Das Echo dieser Schwingungen materialisiert sich als Realität in unserem Leben. Anders gesagt: Mit unseren

Gedanken und Gefühlen sind wir Architekten, gebaut wird unser Lebenshaus vom Universum.

Haben Sie die folgende Situation auch schon einmal erlebt? Sie haben sich chic gemacht und sind schon ganz in der Vorfreude, denn eine wichtige Verabredung liegt vor Ihnen. Da Sie gut in der Zeit liegen, gönnen Sie sich noch einen Kaffee. Während Sie auf Ihr helles Oberteil schauen, denken Sie: »Bloß nicht kleckern.« Was wird wohl passieren? Welchen Unterschied macht es, wenn Sie »Mein Oberteil bleibt sauber« denken?

Die Energie folgt immer dem Denken. Die Gedanken sind die Ursache für entsprechende Gefühle. Die Kombination aus Gedanke und Gefühl ins Universum ausgesandt, funktioniert augenblicklich und ist sehr kraftvoll. Je öfter wir in der gleichen Art und Weise denken und fühlen, umso schneller wird sich die Manifestation zeigen. Achtung: Jeder Gedanke setzt einen Prozess des Schöpfens in Gang. Je öfter wir diesen Gedanken denken, umso rascher geht's. Jedes Gefühl intensiviert diesen Vorgang.

Diese schöpferische Energie wird durch unseren Verstand in eine sichtbare Form gebracht. Er färbt die Brille, durch die wir die Welt sehen. Unser Verstand wird bereits von frühster Kindheit an geformt. Diese Prägungen erhält unser Verstand durch Bezugspersonen wie Eltern, Lehrer und Geschwister. Damit bekommt unser Verstand eine So-ist-die-Welt-Sicht.

Wer zum Beispiel glaubt, dass man Menschen nicht vertrauen kann, wird die Welt durch diesen Filter sehen und überall Belege dafür entdecken. Unsere Überzeugungen beeinflussen unsere Entscheidungen und die Richtungen, in die wir gehen.

In der Anwendung dieses Gesetzes geht es darum, neue Erwartungen zu entwickeln, die nicht auf blindem Glauben beruhen, sondern auf eindeutigen Absichten. Was wir erwarten, und wir müssen es nicht laut aussprechen, wird in unser Leben treten.

Durch die tiefsten inneren Erwartungen setzen wir innere Kräfte in Gang, oft unbewusst und ziehen somit Gleiches an. Wie oft verharren wir in Gedanken bei vergangenen Dramen, ohne zu wissen, was wir uns damit selbst antun.

Wenn wir jedoch erst einmal erkennen, dass es unser innerer Autor ist, der die Geschichte unseres Lebens schreibt, wird es möglich, die Kapitel nach unseren Wünschen zu ändern und umzuschreiben.

In den nächsten Abschnitten zeige ich Ihnen, wie Sie sich Ihre unbewussten Erwartungen, Muster und Glaubenssätze bewusst machen können. Dann werden Sie all die alten Erwartungen, die Ihrer Freiheit im Weg stehen, abbauen können. Alles, was bewusst ist, kann kein unbewusstes Eigenleben treiben. Wie schön ist es doch, wenn Sie selbst wieder der kreative Autor Ihres Lebensbuches sind. Außerdem ist da, wo Altes geht, Platz für Neues.

Es sind immer wieder wunderschöne Momente, wenn meine Klienten oder Seminarteilnehmer erkennen, dass sie sich mit ihren Gedanken und den dazu passenden Gefühlen von heute ihr Leben von morgen erschaffen. Auf liebevolle Weise wird ihnen folgender Zusammenhang bewusst: Denken wir einen ängstlichen Gedanken immer wieder, ob bewusst oder unbewusst, werden wir ängstlich. Dann werden wir Situationen oder Ereignisse in unser Leben ziehen, die uns unsere Angst im Außen bestätigen.

Auch ist es kein Zufall, dass in Familien über Generationen hinweg immer ähnliche Krankheiten auftreten. Vererbung ist das eine, doch die unbewusste, ungefilterte Übernahme von Glaubensmustern und Ansichten ist das andere und aus meiner Sicht das Kraftvollere.

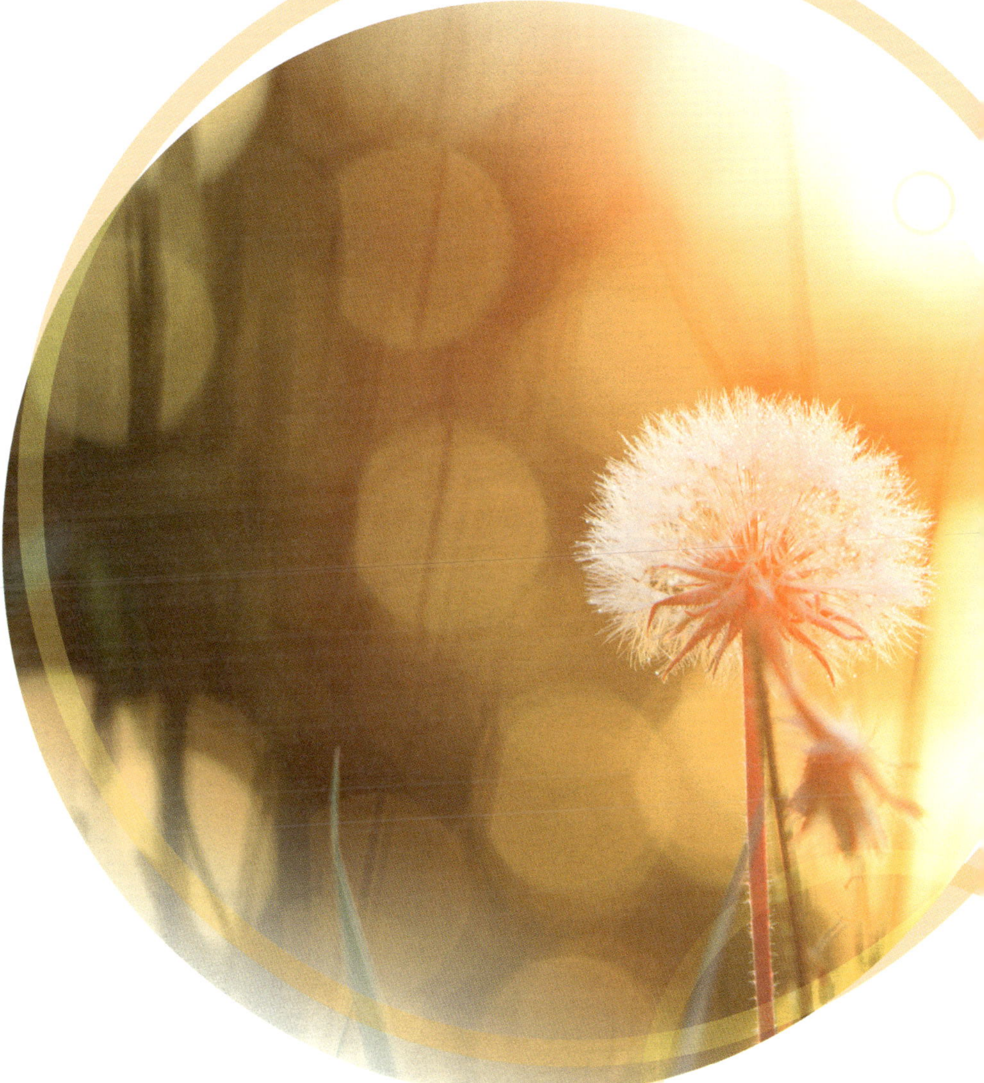

ÜBUNG: VOM GEDANKEN ZUM GEFÜHL

Führen Sie jetzt folgende kleine Übung durch. Lesen Sie sich jedoch zuerst die gesamte Anleitung durch, bevor Sie beginnen.

- *Schließen Sie die Augen, und atmen Sie einige Male tief und ruhig in Ihren Bauch hinein. Dadurch richten Sie Ihre Aufmerksamkeit nach innen. Atmen Sie auf diese Weise so lange, bis Sie beobachten, dass es ganz von allein in Ihrem Inneren weit und frei wird.*
- *Denken Sie jetzt an eine vergangene Situation, die Ihnen positiv in Erinnerung geblieben ist. Gehen Sie in Ihrer Vorstellung ganz in dieses angenehme Erlebnis hinein, und nehmen Sie wahr, wie Ihr Körper reagiert. Bleiben Sie in der Beobachtung, so, als würden Sie Ihren Körper aus der Ferne erforschen.*
- *Lassen Sie nun von dieser Situation los, und richten Sie Ihre ganze Aufmerksamkeit wieder auf Ihren Atem.*
- *Denken Sie jetzt an eine vergangene Situation, die Ihnen als unangenehm in Erinnerung geblieben ist. Gehen Sie in Ihrer Vorstellung auch in diese Situation ganz hinein, und beobachten Sie, erneut wie aus weiter Ferne, wie Ihr Körper reagiert.*
- *Lassen Sie auch von dieser Situation los. Richten Sie nochmals Ihre ganze Aufmerksamkeit auf Ihren Atem, und lassen Sie es wieder weit und frei in Ihrem Körper werden.*
- *Öffnen Sie schließlich die Augen, und wenden Sie sich wieder dem äußeren Geschehen zu.*

Beginnen Sie jetzt!

Konnten Sie bemerken, wie schnell sich Ihr Körper gemäß Ihren Gedanken und Vorstellungen ausrichtet? Denken wir an eine angenehme Situation, so nehmen wir im Körper für uns angenehme Veränderungen war. Vielleicht ein angenehmes Kribbeln oder eine Wärme. Denken wir jedoch an Unangenehmes, so beobachten wir ein unangenehmes Körpergefühl, meistens Druck oder Enge. Beide Situationen gab es nur in Ihrer Vorstellung. Erkennen Sie jetzt Ihre gedankliche Kraft?

Jeder Mensch denkt pro Tag bis zu 70 000 Gedanken. Von diesen 70 000 uns oftmals nicht bewussten Gedanken sind gerade einmal durchschnittlich 2100 Gedanken aufbauend und freudvoll. Wenn wir uns diese Tatsache vergegenwärtigen, dann wundern wir uns nicht mehr über unsere momentanen Lebenssituationen. Wie oft verharren wir in unerträglichen Dingen, spielen im Geist immer wieder Diskussionen mit dem Chef durch, machen dem Partner Vorwürfe oder denken sorgenvoll an unsere Krankheiten. Und wie selten denken wir wirklich an das, was wir uns wahrhaftig wünschen: die liebevolle Partnerschaft, den harmonischen Arbeitsplatz, Gesundheit und Freude.

Genau diesen Kreislauf lernen Sie im weiteren Verlauf dieses Buches zu durchbrechen – frei von Dramen und ganz im Beobachten.

Werden Sie zum Beobachter!

Wenn Sie in den Spiegel schauen, dann sehen Sie Ihr Spiegelbild. Da Sie, genauso wie ich, von Kindesbeinen an gelernt haben, Ihren Fokus auf die 0,0001 % Materie zu legen, glauben Sie, das ist alles. Doch in Wirklichkeit sind Sie viel mehr als die Person im Spiegel.

Von Haus aus sind wir alle geistige Wesen, also reinste Energiewesen. Und dieses Energiewesen ist wiederum ein Teil eines größeren Energiewesens und letzten Endes ein Teil der universellen Energie.

Dr. Karl Nowotny bezeichnet in seinen »Medialen Schriften«* dieses innere Energiewesen auch als Geistwesen umgeben von Seele. Beide sind reinste Energie und untrennbar. Das Geistwesen ist mit bestimmten Absichten inkarniert. Die Seele stellt die energetische Verbindung zwischen dem Geistwesen und dem physischen Körper dar. Ein Leben auf der Erde bietet jedem Energiewesen mithilfe des materiellen Leibes ungeahnte Möglichkeiten von Erfahrungen und Erkenntnissen, um auf seinem Weg der Bewusstwerdung weiter voranzukommen. Weder unser Leben noch unser Wachstum hat jemals ein Ende. Nur der physische Körper (die Materie) beginnt mit der Geburt, dem Übertritt aus der geistigen Sphäre in die materielle, der auch Inkarnation genannt wird. Diese endet mit dem physischen Tod, dem Übergang (zurück) ins geistige Reich. Leben heißt immer Wachstum. Doch das physische Leben ermöglicht eine bestimmte Art von Wachstum, die nur in der Materie möglich ist.

Im geistigen Reich können wir nicht materialisieren. Materie erschaffen können wir Energiewesen auf dieser Erde nur mithilfe eines Verstandes und eines Körpers. Den Prozess des Erschaffens in der Materie zu verstehen und zu beherrschen, ist eine enorme Bereicherung für jedes Energiewesen. Den physischen Körper bewohnen wir nur mit einem Achtel der Gesamtenergie unseres Energiewesens. Sieben Achtel verbleiben im geistigen Reich. Von da aus hat jedes Energiewesen einen viel umfassenden Blick auf alle Zusammenhänge. Diese sieben Achtel werden auch gern als das Höhere Selbst bezeichnet. (Ich selbst spreche ja gern liebevoll von »meinen Jungs und Mädels da oben«.) Von höherer Warte aus wird gelenkt und geleitet, wenn wir es denn zulassen. Sind wir uns dieser Verbindung bewusst, ist sie eine enorme Bereicherung und Unterstützung für unser Leben hier auf der Erde. Dann erlernen wir den Schöpfungsprozess und durchleben unsere Seelenaufgaben auf eine Art und Weise, die uns Freude bringt und uns glücklich sein lässt. Wenn wir jedoch unseren Fokus fast ausschließlich auf die Materie legen, geschieht

* Dr. Karl Nowotny: Mediale Schriften – Mitteilungen eines Arztes aus dem Jenseits. Überarbeitete und ergänzte Auflage. Bergkristall 2013

Folgendes: Wir glauben nur an unseren Körper und unseren Verstand. Dadurch schneiden wir uns selbst unbemerkt von unserem Unbewussten ab. Somit fehlt uns die universelle Unterstützung. Nun versuchen wir ein Problem mit dem Verstand zu lösen, das sich nicht ausschließlich mit dem Verstand lösen lässt. Das führt zu inneren Konflikten. Das jedoch können wir ändern, indem wir uns wieder für diese wunderbare energetische Verbindung öffnen.

Das Gesetz von der Erhaltung der Energie besagt: Energie kann weder entstehen noch kann sie verschwinden. Sie kann nur umgewandelt werden. Aus Energie entsteht Materie und umgekehrt. Um in der Materie zu erschaffen sowie Erfahrungen ganz bestimmter Art machen zu können, benötigen wir als Energiewesen zwei Hilfsmittel. So inkarniert jedes Energiewesen mit voller Absicht in ein irdisches Leben, in eine ganz bestimmte Familie, in einen ganz bestimmten Körper mit seinem Verstand. Alles hat seinen Sinn und ist von höherer Warte aus wohlwollend begleitet. Das eine Hilfsmittel ist der Verstand. Seine Sprache sind die Gedanken. Er kann Erfahrungen abspeichern, Erlebnisse und Gefühle miteinander vergleichen. Nur so kommen wir über den Irrtum und die Aufklärung zu tief greifender Erkenntnis. So können wir uns ausrichten und wachsen.

Das zweite Hilfsmittel ist der Körper. Er ist das Fahrzeug und Ausdrucksmittel des Geistwesens. Der Körper produziert also die Gefühle. Aus energetischer Sicht jedoch befindet sich das Gefühlsleben im seelischen Bereich. Genau hier ist die Verbindung zwischen dem Materiellen und dem Geistigen zu sehen. Das Gefühl ist ein Hilfsmittel beim Erkennen der unserem Lebensplan dienlichen Gedanken. Mit voller Absicht ist jedes Geistwesen auf den Planeten Erde gekommen, um den schöpferischen Prozess, also diese Beziehung zwischen Energie und Materie, besser zu erkennen, zu verstehen und gleichzeitig spirituell zu wachsen. Was meinen Sie? Mit welcher Vorgehensweise unterstützen wir unseren eigenen Weg mehr: Weder auf unsere Gedanken noch auf unsere Gefühle zu achten und dabei unter anderem Situationen zu erschaffen, die uns als schmerzhaft oder angsterfüllt in Erinnerung bleiben? Oder uns mit unseren Gedanken und entsprechenden Gefühlen bewusst nach unserem Lebensplan auszurichten und ein glückliches und erfülltes Erdenleben zu führen?

Vielleicht wird ihr Verstand an dieser Stelle ein großes Veto einlegen. Ja, wir sind sehr geprägt in unserem Denken und Handeln. Bewertung und Verurteilung gleiten nur allzu leicht über unsere Zunge. Alte Muster und Glaubenssätze halten uns von unserem wahren Weg ab. Es ist jedoch nicht der Sinn des Lebens, sich in derartigen alten Pfaden zu bewegen. Auf den nächsten Seiten wird es Ihnen möglich sein, Ihre eigenen Prägungen und Muster zu erkennen, sofern Sie dies wollen. Ebenso können Sie die Techniken erlernen, die es ermöglichen, diese aufzulösen. Jeder, wirklich jeder von uns darf seinen ganz eigenen Lebensweg gehen, jenen Weg, der ihn wirklich weiterführt.

Was bedeuten die beschriebenen Zusammenhänge für Sie? Sie sind ein Geistwesen. Sie bewohnen einen Körper, und seine Sprache sind die Gefühle. Und Sie haben einen Verstand, der mittels Gedanken kommuniziert. Sie sind weder Ihr Körper noch Ihr Verstand, und Sie sind weder Ihre Gefühle noch Ihre Gedanken. Jederzeit können Sie entsprechende Identifikationen unterbrechen! Wenn Sie diesen Zusammenhang verinnerlicht haben (bzw. dass es bestimmte Zusammenhänge eben nicht gibt), können Sie zu jeder Zeit die Vorgänge in Ihrem Körper beobachten. Auf diese Weise können Sie immer Abstand zum Geschehen herstellen und sind folglich nicht mehr direkt darin involviert. Genau das ist der magische Moment Ihres Erwachens: Wenn Sie Ihren Beobachter eingeschaltet haben, indem Sie sich erinnern, wer Sie wirklich sind und was da gerade vor sich geht, dann sind Sie bewusst. Dann wird es Ihnen möglich sein, sich wirklich als Einheit von Körper, Geist und Seele zu fühlen. Vielleicht haben Sie noch bis eben Ihr Augenmerk auf die 0,0001 % Materie gelegt. Dadurch glaubten Sie, aus einem Körper und einem Verstand zu bestehen und haben sich so von Ihrem inneren

Energiewesen abgeschnitten. Wenn es Ihnen gelingt, diese Verbindung wiederherzustellen, steht Ihnen ein unendliches Potenzial zum bewussten Erschaffen zur Verfügung.

Meiner Überzeugung nach waren große Künstler wie Goethe, Schiller und Mozart aufgrund einer intakten Verbindung zum inneren Wesen in der Lage, ihre bezaubernden und beeindruckenden Werke hervorzubringen. Sie alle haben ihren Verstand zurückgenommen und den innerlich empfangenen Energien vertraut.

Genau bei diesem Prozess möchte ich Sie mit den im Weiteren beschriebenen Übungen und Techniken unterstützen. Dann schaffen Sie sich selbst die Voraussetzungen für eine Verbindung zu Ihrem inneren Geistwesen. Und wenn Sie selbst bereit sind für das Wunderschöne, was wir mit unserem Verstand nicht erfassen können, wird Ihr Unbewusstes das tun, was zu tun ist.

Die folgende Übung hilft Ihnen, die oft sehr feinen Unterschiede zwischen dem Mitten-im-Geschehen-Sein und dem Beobachten, zwischen dem physischen Körper und unseren Gedanken wahrzunehmen. Führen Sie diese Übung genau so durch, wie ich sie beschreibe. Wie immer gilt: Übung macht den Meister.

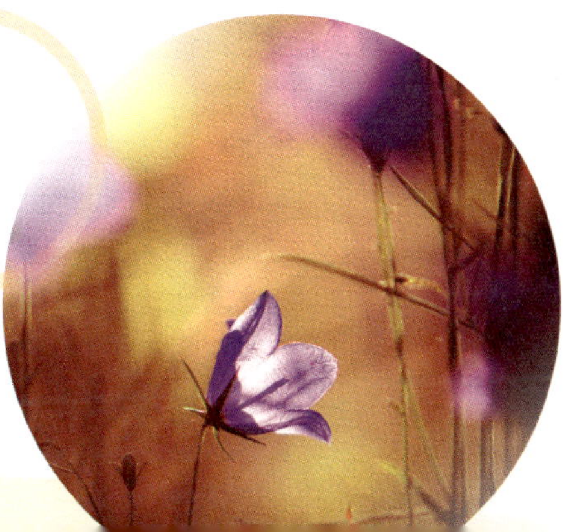

ÜBUNG: DER UNTERSCHIED ZWISCHEN BEOBACHTEN UND MITTEN-IM-GESCHEHEN-SEIN

- *Schließen Sie die Augen, und atmen Sie tief und sanft in Ihren Bauch hinein. Lassen Sie es ganz weit und frei in Ihrem Inneren werden.*
- *Sagen Sie sich nun mit innerer Stimme drei bis vier Mal: »Ich bin traurig, ich bin wirklich sehr traurig.« Beobachten Sie, was geschieht.*
- *Nehmen Sie Abstand von diesem Gedanken, atmen Sie wieder tief und sanft in Ihren Bauch hinein, und lassen Sie es erneut weit und frei in Ihrem Inneren werden.*
- *Sagen Sie sich nun mit innerer Stimme drei bis vier Mal: »Mein Körper zeigt gerade das Gefühl der Traurigkeit.« Beobachten Sie erneut, was geschieht.*

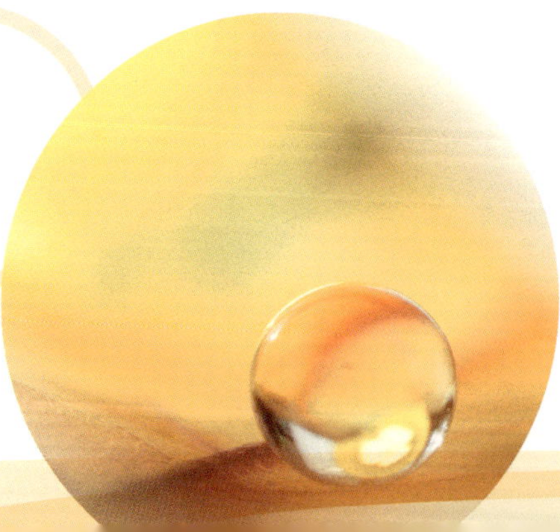

Konnten Sie bei dem Satz »Ich bin traurig« wahrnehmen, dass Sie ein unangenehmes Gefühl beschlich? So, als würde Sie die Traurigkeit jeden Moment erfassen und überwältigen? Anders verhält es sich jedoch bei dem Satz »Mein Körper zeigt gerade das Gefühl der Traurigkeit«. Dann nehmen Sie mit Abstand wahr, was gerade vor sich geht. Sie behalten die Kontrolle und nehmen beobachtend, vielleicht sogar neugierig wahr, wie Ihr Körper auf den Gedanken reagiert.

Es ist wichtig, dass wir erkennen, dass es unsere eigenen Emotionen sind, die uns blockieren. Solange wir glauben, wir wären die Emotionen, werden wir sie nicht auflösen können. Dann werden wir von dieser Emotion unbemerkt gesteuert, denken entsprechende Gedanken und wundern uns über das schwierige Leben, die diskussionsfreudigen Mitmenschen oder den kranken Körper.

Lassen Sie uns in diese Thematik tiefer eindringen, auf dass Sie wieder Herr in Ihrem »Zuhause« werden.

Emotionen erkennen und auflösen

Kennen Sie ein cholerisches Baby? Nein? Ich kenne auch keine cholerischen Babys, wohl aber genügend cholerische Erwachsene. Was muss geschehen sein, dass sich ein friedliches, im Zustand der Liebe strahlendes Neugeborenes zu einem polternden Erwachsenen entwickelt hat?

Jeder von uns hat in seiner Kindheit unzählige Situationen erlebt, in denen er wütend war. Gleichzeitig haben wir erfahren, dass ein wütendes Kind weder gern gesehen noch gelobt wird. Punktgenau erinnert dieses wütende Kind den Erwachsenen an seine eigene unterdrückte Wut. Diese Emotion zu unterdrücken wäre mit einem großen Kraftaufwand verbunden. Daher wählt der Erwachsene den einfachen Weg und maßregelt das Kind, damit dieser Spiegel im Außen verschwindet. Das Kind glaubt deswegen, dass Wut schlecht sei, und wird sich künftig mehr und mehr zusammenreißen. Eine Verdrängung beginnt, die bis ins Erwachsenenalter hineinreicht. Im Lauf der Jahre staut sich folglich viel Wut an, bis schließlich der sprichwörtliche letzte Tropfen reicht, um das Fass der Emotionen zum Überlaufen zu bringen und der Wut für einen kurzen Moment ihren Weg zu bahnen.

Blockaden werden zu Sprungbrettern

Aufgrund meiner praktischen Erfahrung unterscheide ich zwischen Emotion und Gefühl. Diese Unterscheidung hat sich als sehr hilfreich bei der Befreiung von alten Lasten bewiesen. In diesem Kontext bedeutet Emotion: ein als negativ bewertetes Gefühl aus der Kindheit, das unterdrückt wird. Nach vielen Jahren wird es sich plötzlich und unverhältnismäßig stark zeigen. Gefühl bedeutet in diesem Zusammenhang: eine Empfindung des Körpers als Antwort auf das Geschehen im Hier und Jetzt.

Wenn wir unbemerkt in einer Emotion feststecken, schwingen wir energetisch sehr niedrig. Dann hegen wir beispielsweise Gedanken der Rache oder der Flucht oder fühlen uns als Opfer. Sicher können Sie sich vorstellen, dass es in solch einem Zustand schwerfällt, sich geistig wohlwollend und positiv auszurichten. In emotionalen Zuständen werden wir auch immer Handlungen anstreben, die weitere emotionale Zustände in uns selbst oder bei anderen Menschen nach sich ziehen. Das sind sehr destruktive Momente, und wir machen uns und anderen Menschen das Leben unnötig schwer. Aus diesem Grunde ist es äußerst wichtig, die emotionalen Zustände in uns und auch in anderen zu erkennen. Dann können wir nämlich die emotional gesteuerten Denk- und Handlungsweisen unterbrechen. Ist unser Gegenüber emotional und werden wir uns dessen bewusst, können wir unsere Gedanken bewusst ausrichten.

Die folgende Auflistung hilft Ihnen bei der Unterscheidung zwischen Emotionen und Gefühlen:

EMOTIONEN	GEFÜHLE
- Bezug zur Vergangenheit (unterdrückte Gefühle)	- Bezug zur Gegenwart/zum Hier und Jetzt
- Ich diskutiere und gebrauche ausschließlich meinen Verstand (z.B. wenn mein Gegenüber »schwierig« wird).	- Ich fühle und gebrauche mein Herz.
- Ich mache Schuldzuweisungen und schiebe es auf die Umstände oder mein Gegenüber (z.B. mit Aussagen wie »Das liegt daran, dass ...« oder »Immer machst du ...«).	- Ich beobachte, was gerade geschieht.
- Ich will den anderen ändern.	- Ich bin aus eigenem Antrieb bereit, mich selbst zu ändern.
- vom Ego bestimmter, auf Furcht beruhender Zustand	- vom Herzen bestimmter, auf Vertrauen beruhender Zustand
- Ich fühle mich einsam und erschöpft. - Ich bin außer mir.	- Ich fühle mich frisch und bin verbunden mit mir selbst. - Ich ruhe in mir.
- Ich fühle mich z.B. als Opfer, will z.B. flüchten oder Rache üben.	- Ich fühle mich lebendig und befinde mich in einem sehr heilsamen Zustand.
- basiert auf Zweifeln	- basiert auf Liebe

Achten Sie darauf, dass Sie, sobald Sie ein emotionales Geschehen wahrnehmen, frei von emotionsgesteuerter Handlung bleiben (bzw. sich davon frei machen). Die folgende Übung hilft Ihnen dabei.

ÜBUNG: IN SICH RUHEN

- *Atmen Sie tief bis in den Bauch hinein.*
- *Bleiben Sie bei sich, indem Sie die eigenen Körperreaktionen beobachten. (Das kann sehr spannend sein.)*
- *Vermeiden Sie Diskussionen. Verwenden Sie Ich-Botschaften wie: »Ich sehe …«, »Ich nehme wahr …«, oder: »Ich kann verstehen, dass …«*
- *Wird die Situation für Sie zu heftig, dann sagen Sie Ihrem Gegenüber, dass Sie im Moment ein wenig Zeit für sich brauchen, und ziehen Sie sich zurück. Nehmen Sie sich die Zeit, die Sie benötigen, um wieder zur Ruhe zu kommen. Sie sind das Wichtigste in Ihrem Leben.*

Aus der beobachtenden Position heraus wird Ihnen auch der Ausstieg aus eigener emotionaler Belastung sehr gut gelingen. Mit der folgenden Selbsthypnose können Sie eigene Emotionen Schritt für Schritt abbauen. Unterdrückte Gefühle werden so lange durch äußere Umstände oder Personen an die Oberfläche gebracht, bis wir sie transformieren. Aus diesem Grunde können Sie mit der folgenden Anleitung Emotionen auflösen. Dazu nutzen wir die aktuellen Situationen, in denen sich die alte Emotion zeigte.

SELBSTHYPNOSE: EMOTIONEN LOSLASSEN – FREI SEIN!

- *Nehmen Sie sich circa 15 Minuten lang Zeit für sich. Schließen Sie die Augen, und atmen Sie einige Male tief in Ihren Bauch hinein. Konzentrieren Sie sich so lange auf Ihre Atmung, bis Sie zur Ruhe kommen.*
- *Gehen Sie nun gedanklich in die Situation, in der Sie von einer Emotion eingeholt worden sind. Sobald Sie diese im Körper spüren, gehen Sie in die Beobachtung, und nehmen Sie wie aus weiter Ferne wahr, was in Ihrem Körper geschieht.*
- *Durch die Beobachterposition geben Sie dieser Emotion nicht erneut Energie. So kann sie damit beginnen, sich abzubauen. Sehen Sie die Emotion als das, was sie wirklich ist: eine festsitzende Energie in Ihrem Energiekörper. Warten Sie einfach ab, bis sie sich löst und von dannen zieht. Bleiben Sie ganz in der Beobachtung.*
- *Beobachten Sie, wo in ihrem Körper Sie dieses alte Gefühl am deutlichsten spüren. Nehmen Sie wahr, welche Farbe, Form und Konsistenz es hat.*
- *Schon nach kurzer Zeit werden Sie eine Veränderung bemerken. Ganz allmählich löst sich das alte Gefühl auf bzw. es verlässt Ihren Energiekörper.*
- *Sehr schnell werden Sie dabei bemerken, dass sich die Form, Farbe und Konsistenz der Emotion verändert. Und mit jedem Augenblick, in dem Sie gelassen beobachten, wird es angenehmer in Ihrem Körper. Bleiben Sie so lange mit Ihrer Aufmerksamkeit in der Beobachtung, bis sich diese Emotion vollständig aufgelöst oder sich aus Ihrem Energiekörper entfernt hat. Die vollständige Auflösung des alten Gefühls erkennen Sie an einer sich ausbreitenden angenehmen Empfindung.*

- *Da, wo Altes geht, entsteht Platz für Neues. Seien Sie gespannt auf das Neue in Ihnen. Vielleicht nehmen Sie schon ein angenehmes Kribbeln oder eine wunderbare Wärme wahr. Was auch immer es ist, es ist ein Zeichen für die neue Balance in Ihnen, die sich den Weg bahnt.*
- *Beenden Sie diese Selbsthypnose, indem Sie Ihre Hände, Arme, Füße und Beine bewegen. Öffnen Sie die Augen, und seien Sie wieder ganz im Hier und Jetzt.*

Sicher werden Sie erstaunt sein, wie schnell Sie sich ganz allein von emotionalen Belastungen lösen können. Und am Ende des Lösungsprozesses stehen Ihnen innere Ruhe sowie eine kraftvolle geistige Ausrichtung zu Diensten. Vielen meiner Klienten ist es anfangs schwergefallen, sich mit eigener Stimme und Worten auf das Auflösen von Emotionen zu konzentrieren. Aus diesem Grunde habe ich auch hierfür eine begleitende und unterstützende Selbsthypnose-CD entwickelt.*

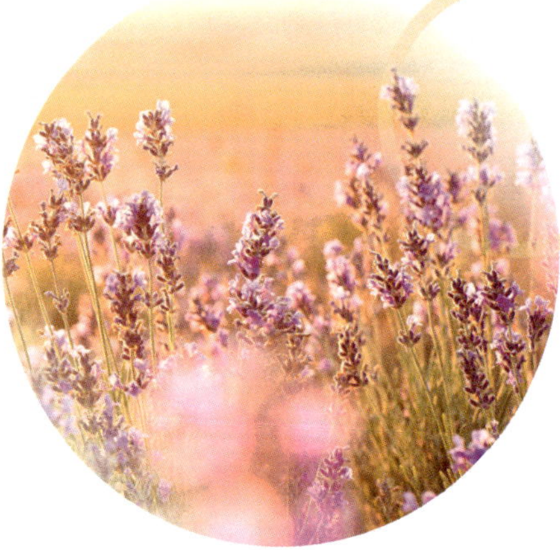

* Siehe www.petra-schwermer.de

Wie Sie Ihre Gedanken für Ihr Wohl nutzen

Können Sie sich vorstellen, was es heißt, bewusst zu erschaffen und sich geistig auszurichten? Ja, Sie sind wirklich der Schöpfer all dessen, was sich in Ihrem Leben ereignet oder auch nicht ereignet. Jeder Gedanke, den Sie denken, erschafft etwas. Denken Sie Gedanken in Bezug auf das, was Sie wollen, so setzen Sie damit einen kraftvollen Prozess in Gang. Die Erschaffung dessen, was Sie sich wünschen, beginnt. Und wenn Sie Gedanken denken in Bezug auf das, was Sie nicht möchten, werden Sie auch damit einen Prozess in Gang setzen, durch den sich am Ende das materialisiert, was Sie nicht anstreben. Jeder Gedanke hat ein schöpferisches Potenzial. Dabei ist es egal, ob Ihnen dieser Gedanke bewusst ist oder ob Sie ihn unbewusst denken. Auch ist es egal, woher die Information für diesen Gedanken kommt. Ja, Sie haben richtig gelesen. Der Gedanke entsteht in unserem Gehirn, doch der Gedankenimpuls kommt nicht aus unserem Verstand. Wissenschaftlich ist es bereits erwiesen: Noch bevor unser Gedanke in unserem Gehirn entsteht, ist eine Energie für den Gedankenimpuls nachweisbar.

Quellen der Informationen für einen Gedanken können sein:

- eine Botschaft Ihres inneren Energiewesens, das immer mit seinen energetischen Anteilen im geistigen Reich verbunden ist

  Erinnern Sie sich: Sie als Energiewesen sind zu etwa einem Achtel in Ihrem Körper. Sieben Achtel bleiben im geistigen Reich. Das inkarnierte Achtel Energiewesen, also Sie, lieber Leser, ist immer mit den Anteilen in der energetischen Welt verbunden.
- die positive geistige Welt

  Viele Künstler wurden und werden durch diesen Bereich der geistigen Welt inspiriert, zum Beispiel Goethe und Mozart. Auch Ihr Schutzpatron, der Sie immer begleitet und auf Sie achtet, ist hier beheimatet.

Vielleicht haben Sie es auch schon einmal erlebt: Sie fahren zügig Auto, haben plötzlich ein mulmiges Gefühl und treten auf die Bremse. Welch ein Glück, rannte doch gerade ein Reh über die Straße. Hier war Ihr Schutzpatron ganz aktiv und hat Sie auf diese Gefahrenquelle durch das mulmige Gefühl aufmerksam gemacht.

- andere Menschen, entweder durch Gedanken, energetische Befindlichkeiten oder gesprochene Worte

  Dieser Fakt wird besonders gern in der Werbebranche ausgenutzt. Wie oft wird uns in der Werbung immer wieder erzählt, was wir angeblich alles benötigen würden. Plötzlich sind diese Bilder in unseren Gedanken so präsent, dass wir genau diese Dinge schnellstmöglich anschaffen oder jenen Urlaub buchen. Für einen Moment glauben wir, dass wir nur durch diese Anschaffung unser Lebensglück erfahren. Wenn wir beobachtend zurückschauen, erkennen wir, dass unser Verstand die Informationen aus der Werbung aufgenommen hat und sein Denken in entsprechender Weise gelenkt hat. Werbungen sind hochsuggestiv.

- die negative geistige Welt

Egal, welchen Ursprung ein Gedankenimpuls hat: Sie entscheiden immer selbst, welche Gedanken Sie zulassen und welche nicht. Sie haben die Kontrolle, wenn Sie es denn wollen. Können Sie inzwischen erahnen, wie machtvoll Sie sind, wenn Sie Chef Ihres Verstandes sind?

Je mehr wir unseren Verstand von alten Prägungen, Mustern und Glaubenssätzen befreien, umso leichter wird es uns gelingen, ein für uns dienliches Denken zu praktizieren. Dann werden wir die verschiedenen Beeinflussungen erkennen, welche uns unter anderem Angst und Kleinheit suggerieren wollen. Schauen Sie doch einmal mit einem wachsamen Auge auf die Nachrichten und Pressemitteilungen. Der größte Teil dieser Bekanntmachungen sind Nachrichten, die einem Leben im Vertrauen entgegenwirken. Sie schüren Angst und Hilflosigkeit. Angst ist meines Erachtens der größte Feind des irdischen Lebens. Ein Mensch in Angst ist leicht zu lenken. Doch wenn Sie, lieber Leser, diese subtilen

Informationen erkennen und immer freier werden von dieser Gedankenlenkung, entwickeln sie eine ungeahnte Stärke und Lebensfreude. Die gedankliche Ausrichtung ist das A und O. Damit lenken wir den Prozess des Schaffens in eine Richtung, die uns das Leben auf Erden genießen lässt. Weg vom schweren Leben in Mangel und Angst und hin zu einem freiheitlichen Sein in Fülle.

Möchten Sie dauerhaft eine effektive gedankliche Ausrichtung im Sinn von absichtlichem Erschaffen? Dann lesen Sie weiter.

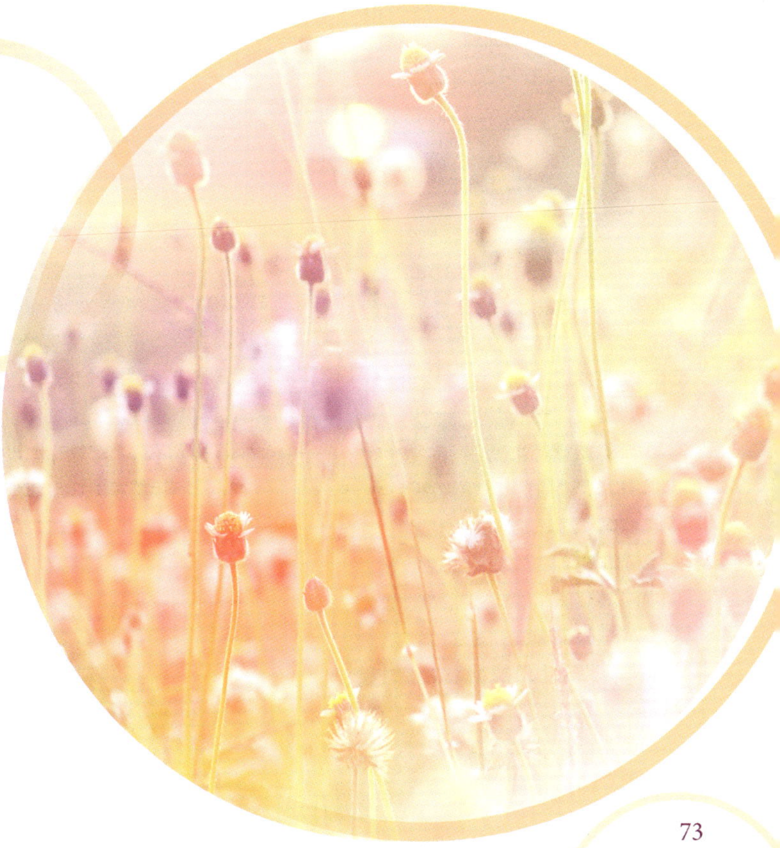

Wie Sie wieder Chef Ihres Verstandes werden

Kennen Sie das? Sie gehen müde ins Bett, doch Ihr Denken lässt Sie nicht zur Ruhe kommen? Oder Sie werden nachts unvermutet wach, und schon beginnt das sorgenvolle Grübeln? Vielleicht sind Ihre Augen sogar noch geschlossen, aber Ihr Denker erzählt Ihnen bereits, was Sie gestern alles hätten schaffen müssen und wie schwer der neue Tag wird. Gern möchten Sie Ihren Verstand zur Ruhe bringen, doch er plappert unentwegt weiter. Was nun?

Die Aufgabe unseres Verstandes ist es, zu denken. Er kümmert sich um das Wachstum, denkt, ist rastlos und niemals wirklich zufrieden. Der Verstand sorgt dafür, dass wir innerlich und äußerlich in Bewegung bleiben. Er kümmert sich um das Überleben und ermöglicht es uns, Erlebnisse und Gefühle miteinander zu vergleichen. So können wir uns ausrichten und wachsen. Das ist auch gut so. Wichtig ist jedoch das richtige Verhältnis zwischen verstandesmäßiger Aktion und dem Zulassen von Stille. Das fällt dem Verstand sehr schwer, glaubt er doch, Stille bedeute Stillstand und Stillstand bedeute Tod.

Sie wissen längst: Sie sind nicht Ihr Verstand, sondern Sie haben einen Verstand. Ahnen Sie schon, was das bedeutet? Oftmals haben wir unseren Verstand so groß werden lassen, dass er uns permanent erzählen will, was wir zu tun oder zu lassen hätten. Diesen überdimensional großen Verstand bezeichne ich sehr gern als Denker. Lassen Sie es nicht länger zu, dass Ihr Denker Sie steuert, sondern seien Sie wieder Chef Ihres Verstandes. Dann kontrollieren Sie, wann er denkt und was er denkt. Genau in dem Moment haben Sie den Knopf zum An- und Ausschalten Ihres Denkers gefunden.

Nun folgt eine der wichtigsten »Bedienungsanleitungen« für den Verstand. Meinen Klienten vermittle ich sie in den ersten Therapiestunden. Machen Sie mit!

ÜBUNG: STOPP-ÜBUNG – ERSTER TEIL

- *Führen Sie jetzt eine banale Tätigkeit aus (zum Beispiel Staubsaugen, Treppensteigen oder Spazierengehen).*
- *Konzentrieren Sie nun sich auf diese Aktion. Wenn Sie etwa spazieren gehen, achten Sie auf den Boden unter Ihren Füßen und darauf, wie Sie ein Bein vor das andere setzen.*
- *Bleiben Sie mit Ihrer Aufmerksamkeit ganz bei dieser Aktivität. Sobald Sie beobachten, dass Sie ein Gedanke von dem Geschehen abgelenkt hat, sagen Sie in Gedanken oder auch laut: »Stopp!«*
- *Bleiben Sie in der Beobachtung und frei von Wertung. Gehen Sie mit Ihrer Aufmerksamkeit direkt zurück zu dem, was Sie gerade gemacht haben.*
- *Lenkt Sie ein neuer Gedanke ab, sagen Sie erneut: »Stopp!«, und kehren Sie wieder zu Ihrer konzentrierten Tätigkeit zurück.*
- *Führen Sie diese Übung für mindestens 10 Minuten durch.*

Meine Erfahrung zeigt, dass zu Beginn der Übung die Gedanken vereinzelt kommen. Doch schon nach wenigen Minuten haben wir das Gefühl, die Gedanken würden regelrecht auf uns einschießen. Kaum haben wir Stopp gesagt, will uns der nächste Gedanke ablenken. Bleiben Sie dran – genau das ist der Moment, in dem Ihnen Ihre Gedanken bewusst werden. Natürlich waren die Gedanken bereits da, nur unbewusst. Jetzt werden Sie sich ihrer bewusst. Wie wunderbar das ist! Führen Sie diese Übung mehrfach am Tag (gern 10 bis 20 Mal) durch. Es lohnt sich.

Nach einigen Tagen bemerken Sie, dass Ihr Denker ruhiger wird. Und Sie werden sich gut fühlen dabei, klarer und bewusster. Diese Übung nimmt keine extra Zeit in Anspruch. Sie können sie in Ihr tägliches Leben integrieren: beim Autofahren, Joggen, bei der Arbeit oder beim Erledigen des Haushaltes.

Weil es so wichtig ist, weise ich nochmals auf Folgendes hin: Bleiben Sie frei von Wertung. Viele Menschen kritisieren sich selbst für die Masse an Gedanken, die auf sie einstürmen. Es geht hier wirklich nur darum, dass Sie Ihre Gedanken bemerken. Loben Sie sich für jeden Gedanken, den Sie bewusst wahrnehmen. All diese Gedanken waren auch vor dieser Übung da, nur hatten Sie sie zu jenem Zeitpunkt noch nicht bemerkt.

Gehen Sie erst dann weiter zu Teil zwei dieser Übung, wenn Sie den ersten Teil sehr gut beherrschen und Sie bemerken, dass Ihr Verstand ruhiger geworden ist.

Es ist so weit? Dann lassen Sie uns weitergehen.

Ihr Körpergefühl sagt immer die Wahrheit

Da Ihnen die meisten Ihrer Gedanken jetzt bewusst sind und Sie diese stoppen können, können wir nun einen Schritt weiter gehen.

Beobachten Sie jetzt Gedanke für Gedanke, welches Gefühl Ihr Körper bei dem jeweiligen Gedanken zeigt. Das ist sehr wichtig für Ihre geistige Ausrichtung und ein bewusstes Erschaffen entsprechend Ihrem Lebensplan. Erinnern Sie sich? Wir sind als Energiewesen mit der Absicht inkarniert, ganz bestimmte Erfahrungen zu machen sowie den Schöpfungsprozess zu verstehen und bewusst anzuwenden. Dazu haben wir unseren Körper und den Verstand. Damit wir in unserem Sinn erschaffen können, brauchen wir Hinweise, die uns dabei helfen, auf für uns dienliche Weise zu erschaffen. Hier kommt das Gefühl zum Einsatz.

Jeder Gedanke ist mit einem bestimmten Gefühl verbunden. Mit einem angenehmen Gefühl weist unser inneres Energiewesen uns darauf hin, dass der Gedanke uns dienlich ist. Ein unangenehmes Gefühl ist immer ein Zeichen dafür, dass dieser Gedanke unserem eigentlichen Schöpferprozess entgegenwirkt. Es sind also immer die Hinweise, die aus uns selbst kommen, welche uns wirklich weiterführen.

Dem Universum ist es egal, welche Art von Gedanken und Gefühlen wir produzieren. Jede von uns ausgesandte Gedanken- und Gefühlsenergie setzt eine Lawine der Materialisierung im Universum in Gang. In der geistigen Welt herrscht Wertungsfreiheit. Auch unser inneres Energiewesen ist frei von Wertung und Urteil. Auch dann, wenn wir uns unbewusst ein schweres Leben und Krankheit erschaffen, haben wir am Schöpfungsprozess teilgenommen. Mir persönlich macht es viel mehr Spaß, wenn ich in Richtung Freude und Glück erschaffe. Wie geht es Ihnen in dieser Hinsicht? Bei welcher Art des Erschaffens fühlen Sie sich freier und in Ihrem eigenen Wachsen wohlwollend begleitet? Sicher ist Ihnen schon längst klar geworden: Jeder von uns trägt die Verantwortung für sein Erschaffen, sei es absichtsvoll oder unbewusst, ganz allein. Gern zeige ich Ihnen, wie bewusstes positives Erschaffen funktioniert. Doch ins Tun kommen müssen Sie selbst. Auch das Fahrradfahren kann kein anderer für Sie erlernen.

Jeder von uns erschafft sich seine eigene Realität zu 100 % selbst. Mit unseren Gedanken und Gefühlen ziehen wir entsprechende Situationen und Personen in unser Leben. Und kein Mensch kann für eine andere Person erschaffen. Jeder von uns darf und muss seine Erfahrungen wirklich selbst machen, auch unsere Kinder, Partner und Freunde. Denken wir zum Beispiel Gedanken, die uns wütend machen, so wird uns vielleicht bei der nächsten Autofahrt die Vorfahrt genommen oder uns kauft jemand fünf Minuten vor Ladenschluss das letzte Brot vor unserer Nase weg.

Für das absichtliche Kreieren ist es unerlässlich, die volle Kontrolle über seine Gedanken und Gefühle zu haben. Wenn ich hier von »Kontrolle« spreche, meine ich Folgendes: Es ist wichtig, dass ich – zu jeder Zeit und an jedem Ort – genau weiß, was es in mir denkt und fühlt. Diese Art der Kontrolle ist nicht zu verwechseln mit Unterdrückung von Gedanken oder Gefühlen. Im Gegenteil: Jeder Gedanke und jedes Gefühl darf an die Oberfläche kommen, und ich beobachte. Nur so kann ich Einfluss nehmen auf das, was in mir geschieht. Und ich kann verändern, und zwar ganz bewusst. So entscheide ich, welchem Gedankenimpuls ich stattgebe und welchem nicht.

Gerade bei automatisierten Handlungen, zum Beispiel beim Duschen oder Staubsaugen, schweifen die Gedanken gern ab. Da der Denker bei solchen Gelegenheiten gern bei unangenehmen Ereignissen aus der Vergangenheit verweilt und diese Sorgen auch mit Vorliebe auf zukünftige Ereignisse projiziert, können Sie sich vorstellen, was das bedeutet. Trainieren Sie daher die STOPP-Übung, und übernehmen Sie Verantwortung für Ihren Denker! Überprüfen Sie immer wieder Ihre eigenen Kreationen, indem Sie beobachtend zurückschauen. So werden Sie sich bald selbst durchschauen und Ihren Geist entsprechend Ihren Wünschen ausrichten können.

Die kommende Übung hilft Ihnen bei der Ausrichtung entsprechend Ihrer eigenen Wahrheit. Probieren Sie sie aus! Sie werden erstaunt sein, wie einfach alles ist.

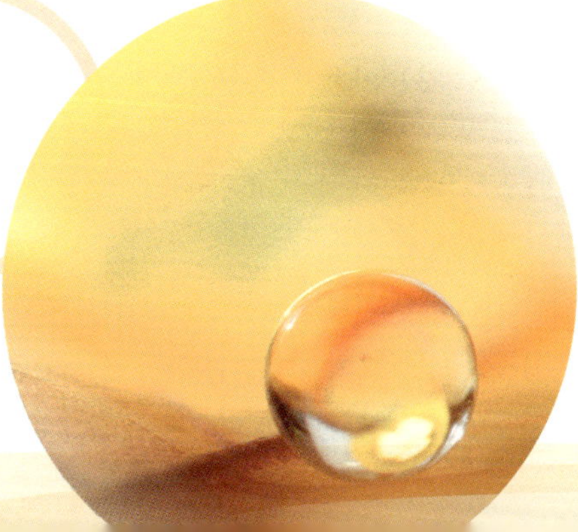

ÜBUNG: STOPP-ÜBUNG – ZWEITER TEIL

Unsere Gedanken sorgen für bestimmte Gefühle im Körper. Daher richten wir nun unser Augenmerk auf den Zusammenhang zwischen dem Körpergefühl und dem vorangegangenen Gedanken.

- *Beobachten Sie einen Gedanken. Geben Sie nun Acht auf das Körpergefühl, das dieser Gedanke in Ihnen auslöst. Ist es ein angenehmes, sind Sie auf der richtigen Spur, auf Ihrer Lebensspur.*
- *Ist das Gefühl jedoch ein unangenehmes, weist Ihr inneres Energiewesen Sie darauf hin, dass Sie gerade dabei sind, sich etwas zu erschaffen, was Ihrem Lebensplan entgegenwirkt bzw. keine oder nur wenig Freude zur Folge hat.*
- *Auch wenn es Ihnen noch so banal erscheint: Bieten Sie diesem Gedanken sofort Einhalt, und sagen Sie: »Stopp!«*
- *Verändern Sie den Gedanken jetzt so lange, bis Sie ein gutes Gefühl bekommen.*
- *Fallen Ihnen gerade keine passenden Veränderungen für Ihren Gedanken ein, sagen Sie zunächst: »Stopp!« Ersetzen Sie anschließend den alten Gedanken durch den folgenden: »Auch das geht vorüber!« Dieser Satz ist neutral, und Sie erschaffen sich nicht aus Versehen etwas Nachteiliges.*

Gerade zu Beginn der gedanklichen Ausrichtung wird unser Verstand immer wieder versuchen, uns in die Irre zu leiten. Deshalb bedarf es hier ein wenig der Übung, die Gedanken so zu verändern, dass sie uns wirklich dienlich sind.

Nur zu gern legt sich unser Denker in die Energie des Schmerzes. Dann wird er uns anregen, Gedanken zu denken, die zu unseren unterdrückten Emotionen passen, zum Beispiel Gedanken der Wut oder der Trauer. Der Denker wird uns diese Gedanken als völlig normal und legitim verkaufen wollen. Weil wir jedoch wissen, dass die Energie dem Denken folgt, können wir diese Gedankengänge kraftvoll unterbrechen.

Auch legt sich der Denker gern in die Energie des Egos. Dann denken wir zum Beispiel ehrgeizige Gedanken. Damit es uns langfristig gut geht, ist auch hier eine Überprüfung wichtig. Die Gedanken aus dem Ego können sehr anstrengend sein. Dann wollen wir uns mit materiellen Gütern identifizieren oder eine Rolle ausfüllen – oftmals über unsere Kräfte hinaus.

Wenn wir genau beobachten, wie sich unser Körper bei einem neuen Gedanken anfühlt, durchschauen wir das Spiel des Denkers sehr schnell.

Sie kennen das: »Mein Haus, mein Auto, meine Familie«, »Mein Sohn muss in der Schule auf jeden Fall besser sein als der Junge des Nachbarn«, »Ich arbeite über das normale Pensum hinaus, damit meine Kinder Markenkleidung tragen können«, »Ich muss diese Handtasche für 300 € haben, auch wenn dadurch das Haushaltsbudget stark belastet wird« usw.

Oder: »Wenn ich diesen Posten habe, bin ich endlich wer«, »Weißt du schon? Ich bin jetzt die Chefsekretärin von XY.«

Dann machen wir alles nur, um einen bestimmten Zweck zu erreichen. Überprüfen Sie Ihre Gedanken dahin gehend. Ego-Gedanken empfinden wir oft als anstrengend. Bei derartigen Gedanken fühlt es sich im Körper eng oder gedrückt an. Übrigens geht es hier nicht um »gute Gedanken, schlechte Gedanken«, sondern nur darum, ob ein Gedanke unserem Lebensweg dienlich ist. Ego-Gedanken gehen oft einher mit emotionalen Belastungen und noch nicht ausgeheilten seelischen Verletzungen. Auch in diesen Fällen ist es wichtig, die Thematik dahinter zu erkennen und aufzulösen.

Ein wichtiger Hinweis: Das Universum kennt weder nein noch nicht. Auch die Wörter muss oder soll sind ungünstig, weil sie Druck ausüben.

Beispiel: Wenn es in Ihnen fortlaufend denkt: »Ich will nicht krank werden«, kann es durchaus sein, dass sich genau deshalb Krankheit einstellt. Der Grund dafür ist, dass hinter dem Gedanken »Ich will nicht krank werden« die Angst vor Krankheit steckt. Sie geben also Energie und Kraft in das hinein, was Sie nicht haben möchten. Sie wissen inzwischen, was nach dem Gesetz der Anziehung passiert, wenn Sie einen bestimmten Gedanken sehr oft denken und dabei auch noch eine bestimmte Angst fühlen? Daher lautet das Motto: Tun Sie so, als ob! Auch wenn die momentane Realität anders aussieht, tun Sie so, als ob. Sagen Sie also in diesem Fall stattdessen: »Ich bin gesund.«

Immer sind es die vergangenen Gedanken und Gefühle, die die Gegenwart erschaffen. Wenn Sie gerade in irgendeinem Schlamassel stecken, so ist Ihre augenblickliche Lage das Ergebnis bestimmter Gedanken und Gefühle in der Vergangenheit. Aus der jetzigen unangenehmen Situation können Sie sich nur befreien, wenn Sie sich gedanklich und gefühlsmäßig vorstellen, wie schön es ist, sich wieder gut zu fühlen. Damit senden Sie entsprechende Energiewellen ins All, und das Universum wird sofort an der Reaktion auf den ausgesandten Impuls »sich gut fühlen« basteln. Es ist ganz egal, was Ihnen begegnet oder in welcher verzwickten Situation Sie gerade sind: In Ihren Gedanken sind Sie immer frei!

Am besten ist es, Sie fangen einfach an. Solange Sie darauf achten, dass sich Ihr Körper bei dem neuen Gedanken gut anfühlt, wird Ihnen die geistige Ausrichtung gelingen. Ihr Körper sagt immer die Wahrheit. Es ist, als würden Sie mit Ihrem Herzen fühlen. Lassen Sie Ihr Herz einen wichtigen Begleiter Ihres Verstandes sein. Verändern Sie einen ungünstigen Gedanken so lange, bis er sich wirklich richtig gut anfühlt. Manchmal müssen Sie nur ein Wort verändern. Mit ein wenig Übung wird es Ihnen spielend leicht gelingen.

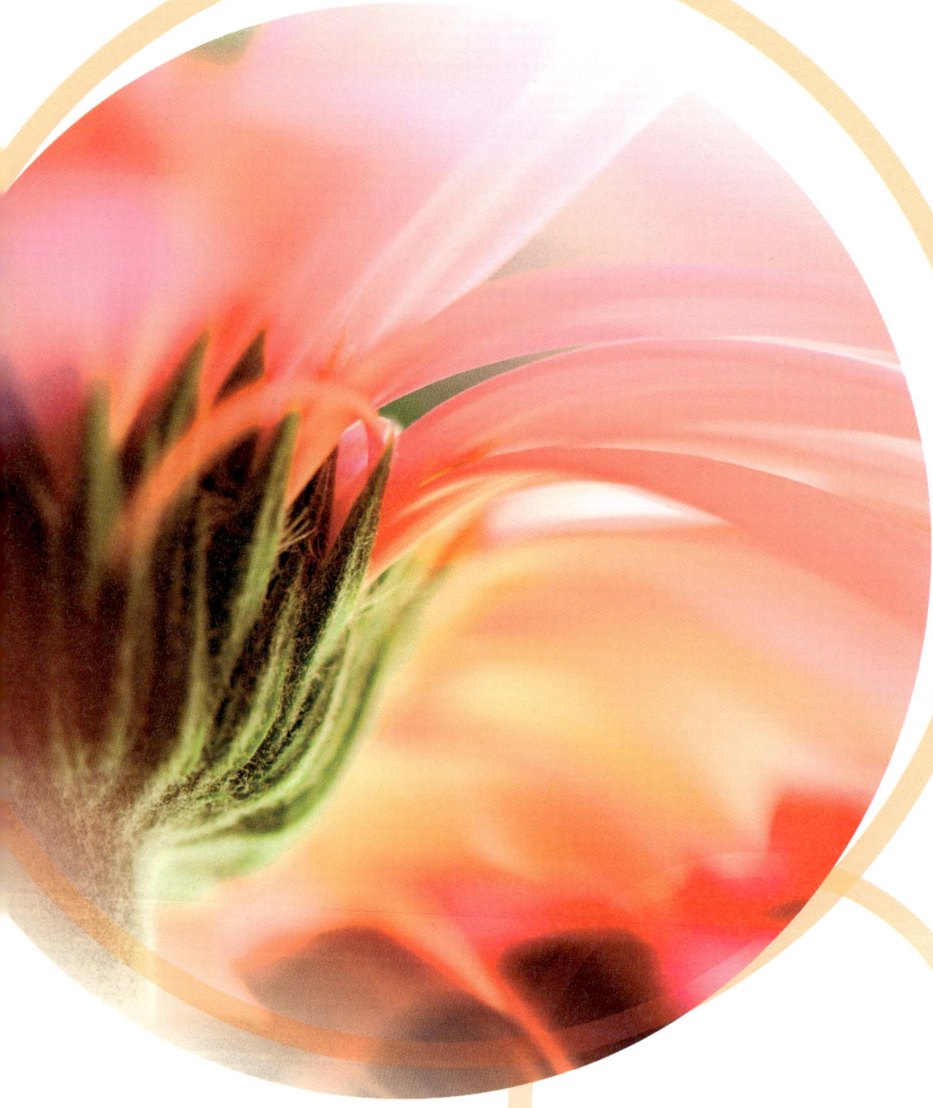

Sich liebevoll von Vergangenem lösen

Das Kind von damals – unser Inneres Kind

Jeder Erwachsene erlebte eine Kindheit. Auf meine Frage hin, wie sie ihre Kindheit erlebt haben, antworten mir die meisten meiner Klienten: »Ich hatte eine gute Kindheit.« Häufig haben sie nicht mehr präsent, dass sich vieles durch Kinderaugen ganz anders darstellt als aus der Sicht eines Erwachsenen. Jedes Kind ist ein kleiner, wissbegieriger, kreativer und neugieriger Mensch. Kinder möchten Erfahrungen machen und daraus lernen. Und nur weil der Körper des Kindes hilfsbedürftig ist, glauben wir Erwachsenen allzu oft, Babys seien dumm und Kinder müssten erzogen werden. Die Folge ist: Kinder werden oftmals im Lauf ihrer Entwicklung in ihrer Integrität verletzt. An diese Verletzungen wird sich der wachsende Mensch meist nicht mehr bewusst erinnern.

In meinen Augen sind Kinder unsere Lehrer: In jedem Kind, auch wenn es noch so klein ist, steckt ein Energiewesen mit immenser Erfahrung und unglaublichen Kenntnissen. Ebenfalls verfügen kleine Kinder durch ihr inneres Energiewesen noch über die volle Anbindung zum geistigen Reich. In meiner Praxis erlebe ich immer wieder, dass kleine Kinder viel mehr wahrnehmen und wissen, was sie eigentlich nicht wissen können, und so wird dem Erwachsenen schnell die Maske genommen.

Jeder Mensch hat in jedem Alter eine ganz bestimmte innere Wertevorstellung. Wenn er sein Handeln danach ausrichtet, geht es ihm gut. Dann wahrt er seine Integrität und lebt authentisch. Er verneint im Außen, wenn er im Inneren ein Nein spürt, und bejaht aus vollem Herzen bei den Dingen, die er machen möchte.

Wenn ein Kind geboren wird, befindet es sich noch im Zustand der reinen Liebe. Wir können das gut wahrnehmen: Schauen wir ein Baby an, so wird uns schnell ganz warm ums Herz. Wir bemerken die von dem kleinen Erdenbürger ausgehende Liebesenergie. Das Kind wächst und gedeiht. Da sich der Körper des Kindes jedoch langsamer entwickelt als sein Geist, kippt das Kind aus diesem Liebeszustand. So interessiert es sich zum Beispiel für einen bunten Gegenstand in einem Meter Entfernung. Der Körper des Kindes jedoch hat das Krabbeln noch nicht gelernt. Den bunten Gegenstand zu erreichen, ist also eine momentan unüberwindbare Hürde für das Kind. Es wird ärgerlich und beginnt zu schreien. Diese Entwicklung gehört zu jeder Inkarnation. Nur so können wir die beabsichtigten Seelenaufgaben erfüllen.

Oder Sie stellen sich folgende Situation vor: Ein Säugling möchte sich umdrehen, doch sein Körper macht noch nicht so mit. Er wird ungeduldig und ist nicht mehr eins mit sich selbst. In diesem Moment beginnt das Kind, sich nach außen zu wenden, um die nötige Unterstützung von den Bezugspersonen zu erhalten. Normalerweise bekommt das Kind jetzt die liebevolle Zuwendung, die es so sehr vermisst.

Ohne Aufmerksamkeit kann kein Kind überleben. Natürlich ist positive Aufmerksamkeit für ein Kind das Allerbeste, doch bevor es in Kauf nimmt, komplett ignoriert zu werden, nimmt es auch negative Aufmerksamkeit an. Ignoriert zu werden ist für ein Kind das Allerschlimmste, was ihm geschehen kann. Leider maßregeln Eltern ihre Kinder noch zu oft, indem sie kein Wort mit ihm wechseln, wenn es nicht in Ihrem Sinn gehandelt hat.

Die Bezugspersonen sind für das kleine Kind die wichtigsten Menschen auf Erden. Kinder haben sehr feine Antennen und wünschen sich immer, dass es den Bezugspersonen gut geht. Dafür stellen Sie auch ihre eigene Integrität zurück und können aus diesem Grunde auch niemals die Verantwortung für die Qualität einer Beziehung tragen. Wenn ein Kind spürt, dass die Mutter traurig ist, wird es alles dafür tun, dass es der Mutter besser geht. Ein Kind denkt in Extremen: »Wenn es meiner Mutter nicht gut geht, könnte sie sterben. Dann würde mich niemand versorgen und folglich müsste auch ich sterben.« Aus diesem Grund versucht das Kind, der Mutter zu helfen, und wird im Zweifelsfall zu diesem Zweck sich selbst die Freude verbieten. Es denkt sich: »Wenn meine Mutter traurig ist, darf ich mich nicht freuen«, und handelt im Folgenden entgegen seiner Integrität.

So gibt es in den ersten Lebensjahren eine Reihe von für das Kind unangenehmen Situationen, doch dem Erwachsenen entgehen die dadurch eingetretenen Herzverletzungen des kleinen Erdenbürgers. Jedes Mal entsteht eine Wunde, die vernarbt. Dem Erwachsenen stehen ganz andere Fähigkeiten und Fertigkeiten zur Verfügung als einem Kind. So können bestimmte Ereignisse im Empfinden eines Kindes viel schmerzhafter sein als im Empfinden eines Erwachsenen.

Wir alle haben so manche Unannehmlichkeit erlebt, die für unser kleines Herz schwer auszuhalten waren. Aus diesem Grunde haben wir sie verdrängt. Das ist an sich ein sinnvoller Schutzmechanismus. So bauen wir mit den Jahren eine Mauer um unser Herz, wodurch wir uns einerseits weniger angreifbar machen. Andererseits verlieren wir dadurch den tiefen Zugang zu unseren Gefühlen, wodurch wir uns in der Folge nicht mehr authentisch oder sogar leer fühlen. Die kindliche Freude bleibt auf der Strecke. Wir entscheiden aus dem Kopf und lassen unser Herz außen vor. Wir schneiden uns selbst von unserem inneren Energiewesen ab und versuchen, alles allein mit den bewussten 5% zu meistern.

Lassen Sie es mich an zwei Beispielen erläutern, was genau ich mit »Herzverletzungen« meine:

- Die Mutter eines vierjährigen Kindes bekommt Besuch von einer Kollegin. Das Kind kennt diese Frau nicht, doch als es in der Tür steht, verlangt die Mutter von ihm, es möge »Guten Tag« sagen und ihr die Hand reichen. Aus Sicht der Mutter gehört sich das so. Das Kind sträubt sich jedoch und sagt der Mutter prompt: »Ich mag die Tante nicht.« Entrüstet tadelt die Mutter ihr Kind.

Was ist geschehen? Das Kind nahm die gedankliche und gefühlsmäßige Energie der Frau wahr und empfand sie als unangenehm. Vielleicht lächelte diese Frau nach außen hin, empfand aber innerlich das Kind als Störung. Folglich war es natürlich, dass das Kind dem Besuch nicht die Hand geben wollte. Dafür konnte die angepasste, es allen recht machen wollende Mutter aufgrund ihrer Prägungen kein Verständnis aufbringen. Schon entstand im Kinderherzen eine Wunde.

- Ein fünfjähriges Kind baut mit Holzbauklötzen ein Haus. Es bastelt lange daran und ist enorm stolz, als es sein Bauwerk am vierten Tag endlich fertiggestellt hat. Als am Abend dann der Vater nach Hause kommt, ist er sehr müde und in seinen Gedanken noch bei der Arbeit. Freudestrahlend kommt sein Kind mit dem Haus angerannt und präsentiert ihm sein Kunstwerk mit den Worten: »Schau mal, Papa, was ich für ein schönes und großes Haus gebaut habe.« Der Vater schaut kurz hin und sagt dann: »Ganz gut, mein Kind, doch da kannst du noch eine Garage anbauen und das Fenster dort würde ich größer bauen.« Sicher brach in diesem Moment für das Kind eine Welt zusammen. Und sicher ist auch, dass dies dem Vater nicht bewusst wurde.

Wie bereits beschrieben: Kinder möchten immer, dass es ihren Eltern gut geht, weil sie nur überleben können, wenn sie gefühlsmäßige Zuwendung von ihren Bezugspersonen bekommen. Ablehnung ist daher für ein Kind schwerer zu ertragen, als gegen seine eigenen Werte zu handeln.

Im ersten Beispiel konnte das Kind die gefühlsmäßige Absage seiner Mutter wahrnehmen. Nachdem es solche Situationen mehrfach erlebt haben wird, wird es schließlich gegen seine eigenen Wertevorstellungen handeln, die eigenen Gefühle unterdrücken und in entsprechenden Situationen artig »Guten Tag« sagen. Die Mutter wird von dieser Tragik und dessen Ausmaß keine Ahnung haben, weil für sie – aufgrund Ihrer Prägung und Moralvorstellungen – die Begrüßung mit Handschlag nun einmal zum guten Ton gehört. Diese Erfahrung wird sich dem Kind einprägen und im Unbewussten in ihm weiterarbeiten. Im Reich der Erwachsenen angekommen, wird es für diesen Menschen normal sein, entgegen den eigenen Werten zu handeln.

Derartige und andere Situationen haben wir alle in unserer Kindheit erlebt. Damit es nicht so wehtut, verdrängt jedes Kind diese Erlebnisse. Können Sie sich detailliert an Ihre Kindheit erinnern? Ich nicht. Genaue Erinnerungen haben die meisten Menschen frühestens an die Zeit ab dem fünften Lebensjahr. Die Prägung unseres Verstandes erfolgt vor allem in den ersten Lebensjahren, doch ist sie uns leider nur selten bewusst.

Für eine dauerhafte geistige Ausrichtung ist es sehr von Vorteil, die verinnerlichten Glaubenssätze und Moralvorstellungen, die uns im Heute schon längst nicht mehr dienen, zu erkennen. Je stärker die entsprechende Prägung des Verstandes ist, umso schwerer wird uns die gedankliche Ausrichtung fallen. Haben wir jedoch unsere Prägung erkannt und werden uns unsere übernommenen Glaubensmuster bewusst, so können sie nicht mehr im Unbewussten ihr Eigenleben treiben. Dann bedienen wir die zugehörigen neuronalen Verknüpfungen im Gehirn nicht mehr, und durch uns dienliche Gedanken bauen wir neue Gedankenwege in unserem Gehirn auf. Wie schön ist es doch, frische Straßen zu befahren und zum sicheren Chauffeur zu werden, entsprechend unseren ganz eigenen Wertevorstellungen.

ÜBUNG: ANLEITUNG ZUR SELBSTBETRACHTUNG

In der folgenden Übung finden Sie einige typische Grundgedanken. Diese zeigen die eben erwähnte Grundverkabelung an. Nun ist es an Ihnen herauszufinden, welche Grundverkabelung Sie haben. Es geht ganz einfach. Bereit?

Grundgedanken, die zu Ihnen gehören, werden etwas in Ihnen anklingen lassen. Lesen Sie sich also die folgenden Sätze genau durch, und erspüren Sie mithilfe Ihres Körpers, bei welchen Grundgedanken Sie in Resonanz gehen. Nehmen Sie sich für diese Übung Zeit, und lesen Sie die einzelnen Sätze mehrfach. Markieren Sie sich jeden Grundgedanken, der in Ihnen ein Echo auslöst. Fallen Ihnen spontan Grundgedanken ein, die dort nicht stehen, ergänzen Sie sie in der Liste:

Ich bin allein.
Ich gehöre nicht dazu.
Keiner mag mich.
Ich bin nicht liebenswert.
Immer werde ich verlassen.
Ich darf nicht laut sein.
Ich muss Verständnis haben.
Ich muss mich zusammenreißen.
Ich bin nichts wert.
Ich bin zu dick.

Ich darf mich nicht freuen.
Ich bin schlechter als …
Ich muss mich anstrengen.
Ich muss besser sein als …
Ich bin es nicht wert.
Ich muss Rücksicht nehmen auf …
Ich darf nicht weinen.
Ich muss stark sein.
Ich kann das nicht.
Ich bin hässlich.

....

....

....

....

Schreiben Sie nun zu jedem Ihrer Grundgedanken in Stichworten je drei dazu passende Situationen auf, die Sie als Erwachsener erlebt haben. Auf diese Weise machen Sie sich bewusst, durch welche Grundgedanken Sie welche Situationen oder Personen in Ihr Leben gezogen haben, und verdeutlichen sich Ihren Schöpferprozess. Und was bewusst ist, können Sie ändern.

Und schon kann Ihre neue Ausrichtung beginnen. Zu Anfang wird es so sein, dass Sie bald nach einer erlebten Situation den im Hintergrund wirkenden Grundgedanken erkennen. Loben Sie sich dafür, denn schließlich sind Sie jahrelang durch Ihr Leben gelaufen, ohne dass Sie diese Zusammenhänge erkannten. In der darauffolgenden Zeit wird Ihnen die Erkenntnis mittendrin kommen, und bald werden Sie eine Situation durchschauen können, noch bevor sie geschieht, und sich rechtzeitig entsprechend neu ausrichten. Herzlichen Glückwunsch! Dann bedienen Sie diese alten neuronalen Verknüpfungen nicht mehr, und es werden sich bei Ihnen neue Gehirnstrukturen entsprechend Ihrer geistigen Ausrichtung ausbilden.

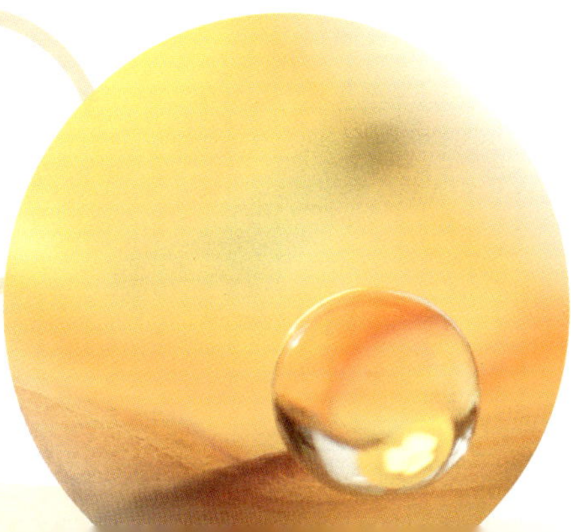

Auf den Trampelfaden unserer Bezugspersonen

Wir alle sind also in den ersten Lebensjahren »grundverkabelt« worden. Naturgemäß setzen Kinder ihre Eltern sehr schnell auf ein Podest und sind entsprechend beeindruckt von allem, was die Eltern sagen und vorleben. Gleichzeitig beginnt jedes Kind spätestens im zweiten Lebensjahr damit, seine Bezugspersonen genau zu beobachten. Daher erfahren Erzieher aufgrund der Rollenspiele »ihrer« Kinder genau, was bei denen zu Hause abgeht. Durch die Beobachtung erkennt das Kind die unterschiedlichsten Facetten seiner Eltern und anderer Bezugspersonen.

Da jeder von uns einzigartig ist, sind auch Eltern und Kinder von ganz unterschiedlicher Natur. Jede Seele gibt es nur ein einziges Mal im Universum. Sicher können Sie sich vorstellen, dass das Kind oftmals ganz andere Fähigkeiten und Fertigkeiten besitzt als die Eltern. Denn all diese Anlagen sind in unserem Geistwesen gespeichert und warten nur darauf, sich zu zeigen, um die Seelenaufgaben entsprechend zu erfüllen. So kann es sein, dass die völlig unmusikalischen Eltern einem sehr musikorientierten und talentierten Kind das irdische Leben schenken. Wenn wir den großen universellen Plan erkennen könnten, würden wir uns nicht wundern.

Diese Andersartigkeiten lassen das Kind einige Facetten der Bezugspersonen als sehr angenehm empfinden, es andere wiederum ablehnen. All das wird in seinem Unbewussten gespeichert. Mit diesem gut gefüllten Speicher zieht der junge Erwachsene ins Leben. Doch was lebt er wirklich? Entweder ein Dafür oder ein Dagegen.

Das folgende Beispiel zeigt sehr deutlich, was in uns allen auf unterschiedlichste Art im Kindesalter geschah: Jenes Kind ist von seiner Anlage her sehr frei und kreativ. Was andere sagen oder nicht sagen, ist ihm unwichtig. Dieses Kind wächst nun in einem sehr angepassten

Elternhaus auf. Da den Eltern ein guter Eindruck bei Nachbarn und Freunden sehr wichtig ist, werden sie ihr Kind entsprechend erziehen. Doch das Kind hat immer wieder das Gefühl, dass ihm diese »Jacke« nicht passt. Im Unbewussten wird es abspeichern: »So angepasst wie meine Eltern möchte ich nicht leben!« Später wird der Jugendliche alles Erdenkliche unternehmen, um weniger angepasst zu wirken. Vielleicht wird er die Haare grün färben, sich großflächige Tattoos stechen lassen oder einen auffälligen Kleidungsstil an den Tag legen. Wenn sich dann die vorbeigehenden Leute umdrehen und zu reden beginnen, denkt es unbewusst in diesem jungen Menschen: »Jawohl, ich hab's geschafft! Ich bin anders als meine Eltern.« Doch leider endet dieser Versuch der Befreiung in einer erneuten Maske. Dieser junge Mensch verwendet so viel Energie darauf, anders zu sein als die Eltern, dass er dadurch seinen eigentlichen Lebensweg verlassen (oder an ihm vorbeilaufen) und vermutlich früher oder später in einer Lebenskrise landen wird. Auch das Kind, das dem Vater nacheifert und so gern ein genauso erfolgreicher Firmenchef werden möchte, lebt oftmals nicht wirklich seinen Plan.

Ungefiltert übernehmen wir in unserer Kindheit Vorstellungen, Glaubenssätze und Lebensauffassungen oder lehnen diese ab. Jeder von uns erschafft sich auf diese Weise eine So-ist-die-Welt-Sicht. Der so gefärbte Verstand wird später alle Impulse unseres inneren Energiewesens, die seiner Sichtweise nicht entsprechen, unterdrücken. Entfernen wir jedoch die alten Muster, so kann unsere ureigenste Lebensfarbe wieder erstrahlen. Jeder von uns ist individuell und hat seine ganz eigenen Lebensaufgaben. Wenn wir unsere Lebensaufgabe effizient und freudvoll meistern möchten, dann lohnt es sich, vom Lebensplan der Bezugspersonen abzuweichen. Abweichen bedeutet nicht, sich von den Eltern abzuwenden und ihre Handlungsweise zu verurteilen. Es geht um das Erkennen der Fakten, nicht um das Beurteilen derselben. Mit einem Fakt als solchen geht es uns gut, denn er ist neutral. Erst unser Verurteilen sorgt für ungute Gefühle. Üben wir uns in Dankbarkeit und Anerkennung. Formulieren wir Gedanken der Dankbarkeit und fühlen entsprechend, so können wir nicht gleichzeitig auch bewerten oder verurteilen.

Seien wir dankbar dafür, dass unsere Eltern uns das Leben hier auf Erden ermöglicht haben. Es geht für uns immer darum, die eigenen Lebensthemen zu bewältigen. Hierbei hilft es, über den Tellerrand des Elternhauses hinauszuschauen und beobachtend zurückzuschauen. Dann hören wir auf zu bewerten und können loslassen. Dann werden wir nicht mehr mit überalterten Bauplänen unsere Zukunft gestalten wollen.

Wir alle sehnen uns nach Freiheit. Unsere Hauptaufgabe ist es, Freude und Glück zu erfahren. Oft machen wir genau das Gegenteil und erschaffen uns Sorge und Schmerz. Freude und Glück ebnen den Weg für geistiges Wachstum.

Die folgende Selbstbetrachtung hilft uns, unsere eigenen Prägungen und Muster zu beobachten und klar zu erkennen. Sobald sie uns bewusst werden, kann unsere Vergangenheit uns nicht mehr steuern. In vielen Ratgebern heißt es, wir mögen vergeben. Doch Vergebung ist kein einmaliger Akt, sondern ein Prozess. Sobald wir wirklich erkennen, können wir dankbar sein und anerkennen. Genau in diesem Moment lassen wir von der Vergangenheit los. Und loslassen bedeutet vergeben.

Selbstbetrachtungen für den eigenen Weg

Vor vielen Jahren hatte ich ein sehr einprägsames Erlebnis mit meiner damals fünfjährigen Tochter, die gern bei ihren Großeltern war. Ich selbst bin auf einem Bauernhof groß geworden und habe als kleines Mädchen liebend gern draußen auf dem Hof gespielt. Schmutzige Hände und ein dreckiger Mund waren typisch für mich. Sobald ich in die Großküche kam, in der meine Mutter beim Arbeiten war, geschah Folgendes: Meine Mutter nahm den Abwaschlappen und säuberte meinen Mund und die Hände. Das empfand ich als so unangenehm, dass ich lautstark protestierte. Jedes Mal sagte ich ihr: »Mit meinen Kindern mach ich das nicht!« Und was geschah? Natürlich nahm auch ich den Abwaschlappen und putzte meiner fünfjährigen Tochter den Mund. Sie sagte prompt: »Du bist schon wie Oma!« Glauben Sie mir, ich war sehr erschrocken. All die vielen Jahre hatte ich eine Menge Energie dafür verwandt, um in dieser Hinsicht nicht so zu werden wie meine Mutter. Ich durfte also erfahren, wie mächtig das Gesetz der Anziehung ist. Ich hatte genau das angezogen, was ich auf keinen Fall wollte. Diese Begebenheit ließ mich die Wichtigkeit der Arbeit an sich selbst erkennen.

Jetzt lade ich Sie ein, beobachtend zurückzuschauen. Auch bei diesen Überlegungen geht es um die ersten Lebensjahre. Gehen Sie hier so weit zurück, wie es Ihre Erinnerung zulässt. Auch wenn Sie erst in den Jahren Ihrer Jugend einsteigen können sollten, wird Ihnen diese Arbeit auf dem Weg in Ihre Bewusstheit weiterhelfen. Bleiben Sie stets in der Beobachtung. Das heißt: Schauen Sie aus weiter Ferne auf diese Zeit, so, als würden Sie sich einen Film ansehen. So bleiben Sie frei von Drama, und die alten Erfahrungen können niemals mehr so schlimm werden wie damals, als Sie noch ein Kind waren. Denken Sie stets daran: Heute haben Sie ein viel größeres Vermögen als damals. Als Erwachsener stehen Ihnen Fähigkeiten und Fertigkeiten zur Verfügung, die Sie als Kind noch nicht hatten.

Beantworten Sie die folgenden Fragen schriftlich. Schreiben Sie Ihre Antworten wirklich nieder, denn Ihr Denker liebt das mündliche Arbeiten, weil er Sie dann am besten austricksen kann. Schreiben Sie all das auf, was Ihnen einfällt, und bleiben Sie frei von Wertung. Schauen Sie rein beobachtend auf Ihre ersten Lebensjahre. Sie wissen ja: Dann bleibt ein Fakt ein Fakt.

1. Was haben Ihnen Ihre Bezugspersonen gesagt, gezeigt oder vorgelebt?
2. Wann wurden Sie gelobt? Wie sollten Sie sein? Was war erlaubt?
3. Aus welchem Grund erfuhren Sie Kritik oder Strafe? Was war verboten?
4. Was genau fanden Sie gut?
5. Was genau fanden Sie nicht gut?
6. Welche waren die typischen Redewendungen, Worte und Sprichwörter, die Sie in Ihrer Kindheit hörten?
7. Welche Aufgaben hatten Sie damals als Kind in der Familie?

Lesen Sie sich jetzt Ihre Antworten zu den Punkten 1 bis 5 noch einmal durch, und unterscheiden Sie schriftlich zwischen »dafür« und »dagegen«:

DAFÜR	DAGEGEN
Facetten Ihrer Eltern, die Sie als Kind oder Jugendlicher gut fanden: »So wie … will ich auch werden«, »So jemanden wie … will ich in mein Leben ziehen.«	Facetten Ihrer Eltern, die Sie als Kind oder Jugendlicher nicht gut fanden: »So wie … will ich nie werden«, »So jemanden wie … will ich niemals in mein Leben ziehen.«

Betrachten Sie nun Ihr heutiges Leben. Wo leben Sie heute noch das entsprechende Dafür bzw. Dagegen? Bleiben Sie frei von Bewertungen, und sehen Sie es sportlich. Wenn Sie das Ganze mit ein wenig Abstand betrachten, müssen Sie vielleicht sogar darüber schmunzeln, wenn Sie bemerken, was Sie sich alles selbst so kreiert haben. Glauben Sie mir: Sobald Sie in Ihrem Inneren in die ernsthafte Absicht gehen, diese alten Muster nicht mehr zu bedienen, wird sich vieles in Ihrem Leben ändern.

Schauen Sie sich nun Ihre Antwort zu Punkt 6 genauer an. Redewendungen und Sprichwörter wirken oft sehr begrenzend auf unseren Verstand. Fühlen Sie bei jeder Ihrer Antworten nach, wie Ihr Körper darauf reagiert. Sobald Ihr Körper mit einem unangenehmen Gefühl oder einer unangenehmen Empfindung reagiert, verändern Sie – wie schon in den früheren Übungen – den Ursprungssatz so lange, bis sich ein gutes Gefühl in Ihrem Körper einstellt. So könnte zum Beispiel der ursprüngliche Satz »Das Leben ist schwer« umgewandelt werden in: »Ich beabsichtige jetzt, in mein Leben Leichtigkeit einziehen zu lassen.« Denken Sie daran: Es geht weiterhin darum, dass Sie sich geistig neu ausrichten. Unser Körper ist ein einzigartiger Anzeiger, an dem wir ablesen können, ob wir mit unserer geistigen Ausrichtung in die richtige Richtung marschieren. Mit ein wenig Übung wird es Ihnen leichtfallen, diese alten Redewendungen und Glaubenssätze aus Ihrem Gedächtnis zu streichen.

Manche Sätze unserer Eltern unterstützen und fördern uns. Alles, was guttut, kann bleiben. Reagieren Sie also auf eine Redewendung mit einem angenehmen Körpergefühl, wird sie Ihnen hilfreich sein. Hierzu zwei persönliche Beispiele:

- Als Kind unterstützte ich meine Mutter gern dadurch, dass ich auf meinem kleinen Fahrrad ins Dorf fuhr, um im Tante-Emma-Laden für sie einzukaufen. Ich habe einige Male erlebt, dass, sobald ich den Laden betrat, die Leute ihr Gespräch unterbrachen. Ich fragte meine Mutter, warum das so sei, und sie sagte mir: »Weißt du, Petra, die Leute reden gern über uns, und aus diesem Grund sind sie still, sobald du den Laden betrittst. Doch, mein Kind, die Menschen reden nur über uns, weil wir so interessant sind.« Fortan fuhr ich weiter fröhlich einkaufen, und wenn beim Eintreten Stille herrschte, wuchs ich vor Stolz auf meine so interessante Familie.

- Als ich mir als junge Frau Sorgen um das Geld machte, pflegte meine Mutter zu sagen: »Da, wo Geld war, kommt wieder Geld hin. Petra, höre auf, dir Sorgen zu machen, sondern sieh einfach das Geld, was zu dir kommt.« Ich bin sehr dankbar für die weisen Worte meiner Mutter. Sie hat mich schon in jungen Jahren sehr darin bestärkt, mehr darauf zu achten, was ich von mir selbst halte, als auf das, was andere über mich reden.

Gehen Sie nun zu Ihrer Antwort auf Punkt 7. Betrachten Sie wieder Ihr heutiges Leben. In welcher Form leben Sie die damalige Aufgabe heute noch?

Sehen Sie sich zu guter Letzt noch einmal die Antwort zu Punkt 3 genauer an, und schauen Sie wiederum auf Ihr heutiges Leben. Welche Kritik, welche Verbote und Bestrafungen sind für Sie derzeit noch aktuell? Wofür kritisieren oder bestrafen Sie sich? Was verbieten Sie sich?

Bei all diesen Selbstbetrachtungen geht es immer um das Erkennen. Sobald Sie erkennen, wie Sie in Ihrem Inneren ticken, können Sie die alten Schienen verlassen und neue, ganz eigene Gedankengleise aufbauen und befahren. Je mehr Verstandesprägungen Sie auflösen, umso leichter werden Sie Ihrem ganz eigenen Lebensplan folgen können. Dann sind Sie viel besser in der Lage, die Botschaften Ihres Geistwesens aufzunehmen und sich entsprechend auszurichten.

Wenn wir Arbeit an uns leisten, geht es immer um die innere Arbeit. Es geht nicht um das Verändern in der Außenwelt. Sobald wir innere Arbeit leisten, verändert sich unsere Schwingungsfrequenz. Damit senden wir andere Signale ins Universum aus und werden dementsprechend Personen und Situationen in unser Leben ziehen. Je nach unserer eigenen Schwingung werden sich uns die Menschen in ganz bestimmten Facetten zeigen. Unsere innere Arbeit führt immer zu einer veränderten Ausstrahlung, zu einer anderen Energie. Dadurch können auch die Menschen, die uns umgeben, in einem anderen Licht strahlen.

Ist jemand nicht bereit, diese innere Arbeit zu leisten, und verändert er stattdessen in seiner Außenwelt, so könnte in einer aktuell »schwierigen« Partnerschaft beispielsweise Folgendes geschehen:

Einer der beiden Partner schiebt die Schuld auf den anderen und versucht, diesen durch Zurechtweisungen zu verändern. Das funktioniert jedoch nicht wirklich, Streitigkeiten und letztendlich die Trennung folgen. Dann findet er einen neuen Partner, mit dem ja bekanntlich alles schöner ist. Doch spätestens nach der Phase der Verliebtheit zeigen sich die altbekannten Themen. Aufgrund seiner inneren Energie hat er nämlich wieder einen ähnlichen Partner angezogen. Ich sage dazu immer: Wir wechseln zwar den Anstrich, jedoch nicht das Haus.

Alle alten Gedanken, Muster, Glaubenssätze, Redewendungen, Verbote und Gebote sowie die dazugehörigen Gefühle aus der Vergangenheit sind ebenfalls Energie. Diesen Rucksack aus der Kindheit schleppen wir so lange mit uns herum, bis wir uns anschauen, was er enthält. Übrigens ist es ganz egal, ob wir räumlich entfernt von unseren Eltern leben, vielleicht sogar in einem ganz anderen Land, oder ob die Bezugspersonen inzwischen nicht mehr auf Erden verweilen. Dieser Rucksack beengt uns, schnürt uns ein, und wir wundern uns, dass unser Leben ähnlich dem unserer Bezugspersonen verläuft. Sobald es uns gelingt, aus der Beobachtung heraus diese Prägungen zu erkennen, haben wir die alte Identifikation ein für allemal unterbrochen. Dann können wir uns gedanklich und gefühlsmäßig bewusst in unserem eigenen Leben bewegen. Das macht Spaß und gibt eine enorme Kraft. Loben Sie sich für jedes Muster, das Sie erkennen und somit nicht mehr bedienen werden. Und genießen Sie Ihre neue Ausrichtung.

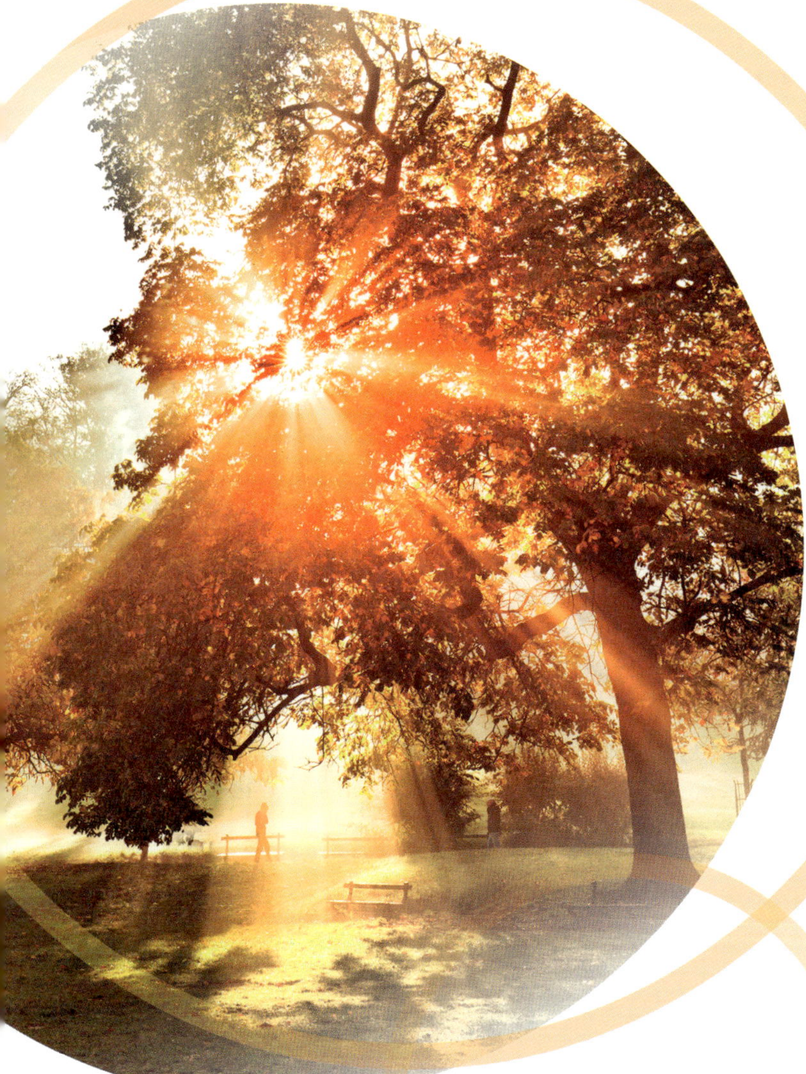

Mit Absicht das eigene Leben freudvoll kreieren

Was wollen Sie wirklich?

Wenn ich einen Klienten frage: »Was wollen Sie?«, bekomme ich oft zur Antwort: »Ich will nicht …« Oder: »Ich möchte nicht mehr …« Dann stelle ich die Frage ein zweites Mal und höre eine ähnliche Antwort. Nun mache ich den Klienten auf das »nicht« aufmerksam und frage ihn erneut: »Was möchten Sie?« Erst jetzt erkennt er und ist ganz verblüfft, worauf er seine Aufmerksamkeit gerichtet hat. Sie, lieber Leser, haben schon längst erkannt, worin der Unterschied besteht. Welche Gedanken sind wohl dienlicher?

»Ich darf nicht hinfallen!«, oder: »Ich achte auf meinen Weg«?

»In der Schule wird nicht gerannt!«, oder: »Nehmt Rücksicht auf die anderen«?

»Ich will nicht dick sein«, oder: »Ich bin schlank«?

Bereits beim Lesen spüren Sie, dass sich der Gedanke »Ich achte auf meinen Weg« viel angenehmer anfühlt als der Satz: »Ich darf nicht hinfallen!« Auch mit solchen Gedanken erschaffen wir. Lernen wir also das uns dienliche Denken. Hierbei gehen wir schrittweise vor. Ich empfehle Ihnen auch bei den folgenden Übungen wieder, sich Ihre Gedanken schriftlich zu notieren. Sie wissen ja, Ihr Denker liebt es, unbemerkt alte Gedankenschienen zu bedienen. Nur allzu gern möchte er uns weismachen, dass wir alles im Griff hätten. Schriftliches Arbeiten bedeutet absolute Konzentration auf das, was wir gerade machen. Dann sind wir fokussiert. Los geht's!

Erkennen Sie, was Sie nicht wollen

Aus welchem Grund ist es wichtig, dass Sie sich – aus der Beobachterposition heraus – mit dem beschäftigen, was Sie nicht wollen? Diese Vorarbeit ist nötig, damit Sie sich später nicht aus Versehen Dinge kreieren, die Sie nicht wollen. Die Aufgabe Ihres Verstandes ist es, zu denken. Sie wissen bereits, dass der Verstand in der Trance zur Ruhe kommt, doch im normalen Tagesbewusstsein fällt es ihm sehr schwer, leise zu sein (»Stillstand gleich Tod«, Sie erinnern sich). Deshalb denkt er beharrlich immer weiter. Ihre Aufgabe ist es, wieder Chef Ihres Verstandes zu werden. Wenn Sie es nicht machen, wird der Verstand sich irgendetwas suchen, um darüber nachzudenken. Der Verstand liebt es, mit Erfahrungen und Erlebnissen aus der Vergangenheit in die Zukunft zu schweifen. Meiner Erfahrung nach arbeitet er liebend gern mit Negativerfahrungen. Er beschäftigt sich also viel öfter mit dem, was Sie nicht wollen, als mit dem, was Sie wollen. Wenn Sie zum Beispiel unter der Dusche stehen, was denkt es da in Ihnen? Wie oft denken Sie an unangenehme Erlebnisse der vergangenen Tage und wünschen sich, solche Situationen in der Zukunft nicht wieder zu erleben? Was ist hier eigentlich geschehen? Sie haben an vergangene Erfahrungen gedacht und wollen sich darauf Ihre Zukunft aufbauen. Und das Jetzt? Der momentane Augenblick bleibt außen vor. Merken Sie, was Sie sich damit unbewusst kreieren?

Wenn Sie nun genau wissen, was Sie nicht wollen, können Sie Ihrem Verstand sofort Einhalt gebieten. Augenblicklich bemerken Sie, was gerade in Ihnen vorgeht. Sie stoppen den alten Gedanken und richten sich neu aus. Ihre so gewonnene Klarheit wird die innere Skepsis besiegen. Bereits nach einigem Üben werden Sie eine angenehme Frische empfinden, und ein Gefühl der Freiheit wird sich in Ihnen ausbreiten. So soll es sein.

Notieren Sie sich also jetzt, was Sie in Ihrem Leben nicht wollen: Welche Arbeit möchten Sie nicht machen? Wie soll es familiär nicht sein? Wie soll Ihr Körper nicht sein? Betrachten Sie alles: Wohnsituation, Finanzen, Freizeit, Kommunikation, Freundschaften, Beziehungen (zum Partner, zu den Kindern und den Eltern). Nehmen Sie wirklich jeden Bereich Ihres Lebens unter die Lupe.

Schreiben Sie einfach nur Stichpunkte auf, frei von Wertung. Lassen Sie Fakten einfach Fakten sein! Hören Sie erst dann auf, wenn Ihnen nichts mehr einfällt.

Erkennen Sie, was Sie wollen

Jetzt geht es darum, aus den hinderlichen Gedanken förderliche Wünsche zu gestalten, Wünsche, die wahrhaftig sind und uns somit bei der Erfüllung unserer Seelenaufgaben unterstützen. Schauen Sie sich jede der eben von Ihnen formulierten Aussagen genau an, und formulieren Sie zu jeder, was Sie wollen und was Sie sich wünschen.

Bevor Sie jedoch an Ihrem so gefundenen Wunsch weiterarbeiten, überprüfen Sie, ob er tatsächlich Ihrem Lebensplan dienlich ist oder ob der Verstand eine Sehnsucht falsch interpretiert hat. Wünsche, die einer tiefen Sehnsucht folgen sowie darauf ausgerichtet sind, einen Mangel abzustellen, werden uns in unserer Bewusstwerdung unterstützen. Arbeiten Sie mit diesen Wünschen weiter, und erfüllen Sie sich diese zu 100 %. Bei materiellen Wünschen sorgt der Verstand gern dafür, dass ein Restwunsch und somit eine Unzufriedenheit zurückbleibt. Mit diesem Trick sorgt der Denker für sich, denn so kann er stets den unerfüllten Anteil bedenken und bewerten. Damit hat er wieder gut zu tun und wird gebraucht. Achten Sie also bei der Wunscherfüllung, dass Sie sich diese zu 100 % erfüllen. Kann jedoch unser Verstand eine Sehnsucht nicht richtig erfassen, wird er sich etwas ausdenken, um das Verlangen abzustellen. Dabei irrt er. Angenommen, Sie wünschen sich ein sehr gut gefülltes Bankkonto, dann ist der wahre Wunsch dahinter Sicherheit. Auf viel Geld basierende Sicherheit ist nur eine scheinbare Sicherheit, denn wer sich Sicherheit wünscht, dem fehlt Vertrauen. Erkennen Sie solch einen Wunsch in Ihrer Liste, dann schauen Sie sich die Kräfte hinter dem Wunsch an. Dann werden Sie Ihren wahren Wunsch formulieren können.

Manche Sehnsüchte liegen so tief, dass sie der Verstand aktuell noch nicht erfassen kann. Das führt zu einer inneren Verwirrung und ist letztlich sehr lebenskraftraubend. In so einem Fall ist es wichtig, dass wir auf die Emotionen achten, die in uns bei dieser Sehnsucht mitschwingen, wenn wir sie zulassen. Mit diesen alten Gefühlen können wir dann arbeiten und sie aus unserem Energiekörper lösen.*

Wichtig ist: Es geht stets um Ihre persönlichen Wünsche und nicht um Wünsche, die den Weltschmerz** lindern sollen. Kümmern Sie sich tatsächlich nur um sich selbst. Wenn das jeder Mensch tut, ist für jeden gut gesorgt. Denken Sie an das Gesetz der Anziehung: Nur in Ihrem eigenen Leben können Sie etwas manifestieren. Etwas im Leben anderer zu erschaffen, wird Ihnen nicht gelingen.

Jetzt haben Sie sich also schon intensiv mit Ihren Wünschen beschäftigt. Achten Sie bei der Formulierung auf Folgendes: Das Universum liebt eine klare und zielgerichtete Ansprache. Schreiben Sie Ihre Wünsche möglichst detailliert sowie als Absichtserklärung auf. Notieren Sie sich also: »Ich beabsichtige …«, »Ich habe …«, »Ich bin …« usw. Denken Sie daran: das Universum kennt kein Nein. Wörter wie nein oder nicht stellen also Fallen dar. Um Ihre Herzenswünsche vollständig zu erfassen, können Sie sich ruhig mehrere Tage lang mit ihnen beschäftigen. Nehmen Sie sich zu diesem Zweck jeden Tag einen neuen Zettel zur Hand, und schreiben Sie aufs Neue spontan Ihre Wünsche auf. Lassen Sie die vorherigen Wunschlisten außer Acht. Sie können auch einmal einen Tag mit dem Wunschlistenschreiben Pause machen, das ist in Ordnung. Mit der Zeit werden Sie merken, dass Ihre Wünsche detaillierter und weniger kopflastig, dass aus den Verstandeswünschen wahre Herzens-

* Vgl. »Emotionen erkennen und auflösen« (siehe Seite 65)

** Damit sind alle Handlungen und Gedanken gemeint, die aus emotionaler Belastung heraus resultieren, also der »globale Schmerz«.

wünsche werden. Bewahren Sie am Ende nur die letzte Wunschliste auf. Entsorgen Sie alle anderen Blätter, auch das ist wichtig.

Nun machen wir mit der Arbeit an Ihren Wünschen weiter: Nehmen Sie sich für jeden Ihrer Wünsche ein wenig Zeit. Sprechen Sie bei geschlossenen Augen jeden Wunsch erneut aus. Beobachten Sie genau das dabei entstehende Gefühl. Meistens ist dieses Gefühl noch nicht dasjenige, das wirklich zu Ihrem Wunsch passt. Sie erkennen es an Folgendem: Dieses Gefühl empfinden Sie noch nicht als rundum angenehm. Es schwingt immer noch ein wenig Zweifel mit.

Hier zeigt ganz deutlich das Gesetz der Polarität seine Wirkung. Es besagt, dass alles zwei Seiten hat, eben zwei Pole. Zum Tag gehört die Nacht, ohne Dunkelheit könnten wir die Helligkeit nicht erkennen. Die Weiblichkeit ist ohne die Männlichkeit nicht ersichtlich, ein Dafür ist ohne ein Dagegen nicht erkennbar. Plus und Minus, Argumente und Gegenargumente, Motivation und Zweifel. Dabei kann eine Sache immer nur eines von beiden sein, gut oder böse. Alles ist eine Frage unserer Bewertung. Jeder Wunsch hat seine Gegenspieler. Gäbe es diese einander abstoßenden Kräfte nicht, würde sich jeder Gedanke, der mit einem inneren Bild verknüpft ist, direkt in unserem Leben manifestieren.

Jeder Herzenswunsch, also ein Wunsch, der etwas anzieht, hat auch seine abstoßenden Kräfte. Meist bewerten wir unbewusst und nehmen unterschwellig ein flaues Gefühl wahr, wenn wir an unseren visionären Wunsch denken. Dieses Gefühl entsteht durch die Gedanken, die unserem Wunsch entgegenstehen, zum Beispiel emotional belastete Gedanken wie: »Das geht nicht, weil …«, oder: »Ob ich das wirklich kann?« Sobald wir unsere Absichtserklärung infrage stellen oder sie uns nicht vorstellen können, wirken wir dem zielgerichteten Manifestieren entgegen. Es ist, als würden wir selbst mit beiden Füßen auf die Bremse unseres Wunschautos treten, obwohl wir eigentlich Gas geben wollen. Wenn wir nach dem Gesetz der Polarität leben, können wir die Gegenspieler unserer Wünsche erkennen und diese auflösen. Auf zur nächsten Übung!

ÜBUNG: ERKENNEN SIE DIE GEGENSPIELER IHRER WÜNSCHE!

- *Jetzt beschäftigen Sie sich mit jedem einzelnen Wunsch. Kürzen Sie, wenn möglich. Notieren Sie sich, falls noch nicht geschehen, jeden Wunsch kurz und knapp in einem separaten Satz.*
- *Sprechen Sie dann Ihre Wünsche mit innerer Stimme und geschlossenen Augen, einen nach dem anderen. Beobachten Sie dabei Ihren Denker: Welche Gedanken sendet er aus? Schreiben Sie sich genau diese gegenspielenden Gedanken auf, damit Sie ihnen auf die Spur kommen können.*
- *Suchen Sie sich nun einen Ort, an dem Sie ungestört laut sein können.*
- *Sprechen Sie dort alle gegenspielenden Gedanken übertrieben laut aus, immer wieder. Sie werden schnell bemerken, dass sich diese Gegenspieler auflösen. Alles, was Ihrer Vision innerlich im Weg steht, löst sich im Licht der Bewusstheit auf. Vielleicht beginnen Sie schon zu lächeln, denn Ihre wahren Wünsche haben eine enorme Aufladung erfahren.*
- *Gehen Sie jedes Mal, wenn Sie einen neuen Wunsch haben, in gleicher Weise vor.*

Wenn ich mit meinen Ausbildungsteilnehmern arbeite, nutze ich für diese Übung sehr gern die wunderschönen Weiten der naturbelassenen Ostseestrände in der Nähe meines Ausbildungszentrums. Dort ist genügend Raum, dass jeder der Teilnehmer einen Lieblingsplatz finden und ungestört laut sein kann. Es ist immer wieder schön mit anzusehen, mit welch tiefer Erkenntnis und Leichtigkeit die einzelnen Teilnehmer dann den Rückweg antreten. Die Energien der gegenspielenden Gedanken haben sich aufgelöst, als wären sie von den Wellen der See hinweggespült.

ÜBUNG: DIE WUNSCHCOLLAGE

Nun dürfen Sie kreativ werden. Gestalten Sie sich Ihre Wünsche jetzt als Collage. Das kann ein Hefter mit mehreren Seiten sein, ein Buch oder ein DIN-A3-Blatt. Nehmen Sie das, was zu Ihnen passt. Halten Sie dann in den folgenden Tagen aufmerksam Ausschau nach geeigneten Bildern, zum Beispiel in Zeitschriften. Schneiden Sie alles aus, was 100%ig zu Ihren Wünschen passt. Schon bald wird Ihre Wunschcollage Gestalt annehmen. (Mir macht dieser Teil der Arbeit besonders viel Spaß.) Es ist für diese Übung egal, ob Sie nur einen Wunsch oder mehrere Wünsche haben. Gestalten Sie Ihr ganz persönliches Wünschekunstwerk. Diese Collage können Sie stets ergänzen, verändern oder noch genauer gestalten. Sobald Sie daran weiterarbeiten, wird auch das Universum an der entsprechend veränderten Vision arbeiten. Fertigen Sie die Collage für sich selbst an – und nicht, um anderen damit zu imponieren. Sie würden dann aus dem Ego heraus arbeiten und folglich mehr mit dem Kopf als mit dem Herzen. Das Universum jedoch liebt Ihre Herzenswünsche!

Auch wenn Ihnen die Arbeit mit Ihren Wünschen im ersten Moment sehr langatmig vorkommt, es lohnt sich auf jeden Fall. Schon wenn Sie beginnen, sich mit Ihren Wünschen zu befassen, werden Sie in einer ganz anderen Energie schwingen, als wenn Sie Ihr Augenmerk auf das richten, was in Ihrem Leben fehlt. Sie wissen ja bereits: Ihre Energie ist es, die bewirkt, was sich in Ihrem Leben zeigt.

Können Sie sich vorstellen, wie viel konzentrierte Wunschenergie Sie mit Ihrer selbst gebastelten Collage ins Universum senden? Mit Sicherheit haben Ihr Unbewusstes und der gesamte Kosmos schon längst begonnen, entsprechende Fäden der Manifestation miteinander zu verflechten.

An dieser Stelle gibt es wiederum eine große Stolperfalle: Viele Menschen achten akribisch darauf, ob denn vielleicht dieser Augenblick oder jene Situation zur Wunscherfüllung beitragen. Nehmen Sie davon Abstand! Vertrauen Sie auf die Baukünste des Universums. Sie sind zwar der Architekt Ihrer Wünsche, jedoch das Bauen ist Angelegenheit des Universums. Sobald Sie Kontrolle ausüben wollen, sabotieren Sie sich selbst. Dann erschaffen Sie unbewusst Gedanken und Gefühle, die Ihrer Wunscherfüllung entgegenwirken werden. Ihre Collage können Sie sich gern jederzeit betrachten, denn eine gedankliche und gefühlsmäßige Beschäftigung mit den eigenen Wünschen lohnt sich immer.

Meine erste Wunschcollage fertigte ich mit 28 Jahren an. Nachdem ich mich wochenlang mit meinen Wünschen beschäftigt hatte und die Collage fertig war, legte ich sie an einen sicheren Ort. Man könnte auch sagen, ich fand ein gutes Versteck. 18 Jahre später entdeckte ich mein Wunschwerk wieder, und mir liefen vor Rührung Tränen die Wangen herunter. Jeder, wirklich jeder meiner Wünsche war zu 100 % in Erfüllung gegangen. Vor meinem inneren Auge sehe ich noch immer ganz genau die vielen Bilder aus der Naturheilkunde sowie die einer Praxis voller strahlender Menschen.

Fangen Sie einfach an, die Collage ist ein sehr kraftvolles Instrument. Denken Sie an das Fahrradfahrenlernen: Kommen Sie ins Tun! Nehmen Sie sich dennoch Zeit, denn sich rundum kraftvoll seinen Wünschen entsprechend auszurichten kann auch einige Wochen lang dauern. Auch das ist völlig in Ordnung.

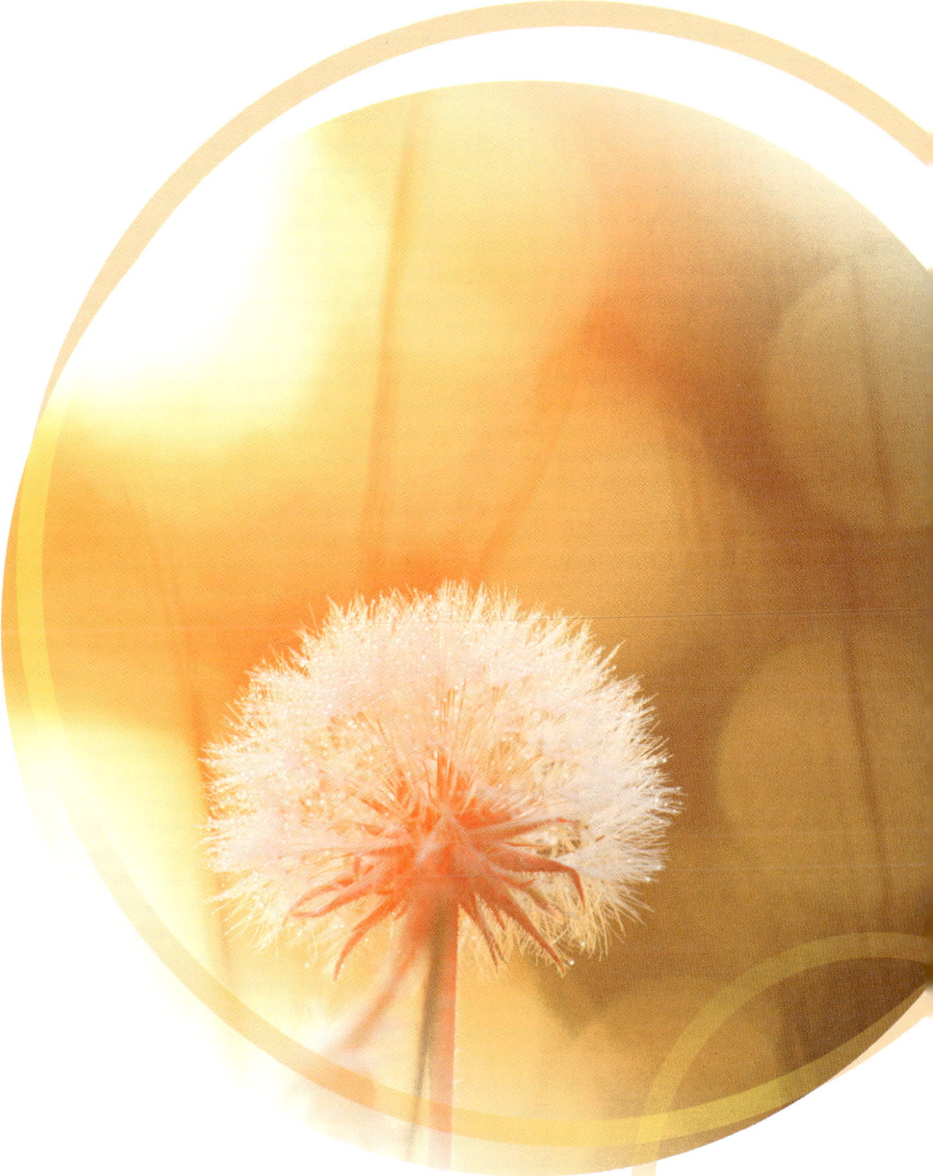

Die universelle Unterstützung genießen

Im Inneren Hochzeit feiern

Sie erinnern sich: Wir sind Energiewesen und alle ein Teil der göttlichen Energie, die auch als universelle Energie, Ursprungsenergie oder als Alles-was-ist bezeichnet wird. Als ein Teil des Göttlichen sind wir in unseren physischen Körper gekommen, um mit unserem Denken voller Freude und Harmonie zu neuen Horizonten vorzudringen.

Wir sind zum einen Teil Energie. Dieser Teil wird Geistwesen, Seele, innere Energie oder oft auch energetisches ICH genannt. Zum anderen Teil sind wir materieller Körper und Verstand – auch physisches ICH oder materielles ICH genannt. Die meisten Menschen richten noch immer ihre Aufmerksamkeit nur auf ihren Körper. Wir sind jedoch ein Energiewesen, und unser Körper »fährt« uns durch dieses Erdenleben. Allein mit dem energetischen ICH, das aus spiritueller Sicht ein Teil unseres Unbewussten ist, sind wir mit der göttlichen Energie verbunden.

Wir alle erlebten oder erleben Zeiten, in denen wir unsere Wahrnehmung fast ausschließlich auf unseren Körper richteten sowie auf die in ihm ablaufenden chemischen und biochemischen Prozesse. Diese fast ausschließlich körperliche Wahrnehmung führte letztendlich dazu, dass wir uns selbst mehr oder weniger von unserem Unbewussten und somit von unserem inneren Energiewesen, also dem energetischen Teil unseres ICHs, abtrennten. Heute versuchen wir, unser Leben so gut wie möglich zu gestalten – mit der Anbindung an die universelle Weisheit fiele es uns jedoch um ein Vielfaches leichter.

Wenn wir die Hinweise und Botschaften, die aus uns selbst heraus kommen, hören und vom Geplapper unseres Verstandes unterscheiden, dann werden wir ein tiefes Vertrauen entwickeln – und uns bewusst und freudvoll unseren Lebensaufgaben stellen, anstatt gegen sie anzukämpfen. Erschaffen wir Materie und breitet sich dabei enorme Freude in unserem Inneren aus, dann können wir sicher sein, dass das physische ICH vollständig mit dem energetischen ICH verbunden ist und von ihm unterstützt wird. Das ist ein sehr kreativer Zustand, in dem wir zu Großem fähig sind. Alle großen Künstler, etwa Bach, Schiller oder van Gogh, haben ihre großen Meisterwerke in einer Zeit der Anbindung zur universellen Energie erschaffen. Vielleicht sind Sie bereits jetzt neugierig auf Ihre eigenen Glanzstücke der universellen Kreativität. Wir alle können gemeinsam mit unserem energetischen ICH Bahnbrechendes vollbringen, wenn wir denn wollen.

Die Verbindung zur universellen Weisheit wiederherzustellen, ist mittels Selbsthypnose spielend leicht.

SELBSTHYPNOSE: VERBINDUNG MIT DEM ENERGETISCHEN ICH

Sie werden sich gleich auf den Weg machen, um Ihrem inneren Energiewesen – also sich selbst – zu begegnen. Richten Sie sich geistig aus, indem Sie vor Beginn der Selbsthypnose eine entsprechende Absichtserklärung formulieren. Sagen Sie mit Ihrer inneren Stimme die folgenden oder ähnliche Worte: »Ich beabsichtige, die Verbindung zu meinem inneren Energiewesen wiederherzustellen. Ich entscheide mich für die Verknüpfung der materiellen mit der geistigen Ebene.« (Sie können für inneres Energiewesen auch stattdessen Unbewusstes, energetisches ICH, Verbindung von Geistwesen und Seele, Gott oder Höheres Selbst einsetzen. Wählen Sie einfach den Begriff, der sich für Sie gut anfühlt.)

Für diese Art der Selbsthypnose reichen 15 Minuten aus. Eine länger andauernde Stille hält unser Verstand schwer aus. Dann wird er beginnen zu wandern, irgendwelchen Gedanken nachhängen und somit Ihrer Absicht entgegenwirken.

- *Schließen Sie jetzt Ihre Augen, und gehen Sie aufmerksam nach innen, also weg von äußerer Wahrnehmung hin zum wirklich Wichtigen in der Tiefe. Mit den innerlich gesprochenen Worten (oder denen der Selbsthypnose-CD*) sorgen Sie dafür, dass Ihr Verstand ruhiger werden kann. So wird es Ihnen gelingen, mit aller Aufmerksamkeit beim inneren Geschehen zu sein, frei von Ablenkung durch den Verstand. Ihr Energiewesen liebt es, wenn der Denker Pause hat.*
- *Genießen Sie den Rhythmus Ihrer Atmung. Spielend leicht bringt Sie Ihr ruhiges und gleichmäßiges Ein- und Ausatmen tiefer und tiefer in die Hypnose. Nach dieser induzierten Trance sind Sie ganz aufmerksam für das, was in Ihrem Inneren geschieht, und bereit, etwas ganz Besonderes zu erleben.*
- *Genießen Sie die Ruhe, und machen Sie nichts. Alles geschieht von ganz allein, es gibt wirklich nichts zu tun. Warten Sie einfach nur ab. Genießen Sie diese Momente nur mit sich selbst. Vielleicht spüren sie ein leichtes Kribbeln oder eine angenehme Wärme, vielleicht nehmen Sie eine tiefe Ruhe oder ein angenehmes inneres Leuchten wahr. All das sind Zeichen für eine gute energetische Verbindung.*
- *Nach circa 3 Minuten werden Sie das Bedürfnis verspüren, die Rückholung einzuleiten. Tun Sie das dann, und kommen Sie wieder ganz im Tagesbewusstsein an.*
- *Führen Sie diese Selbsthypnoseübung täglich durch. Schon bald werden Sie die Wiederverbindung mit der universellen Weisheit immer deutlicher spüren.*

* Verwenden Sie hierfür die erste Selbsthypnose »ICH« meiner CD Mediales HypnoCoaching. Zwei geführte Selbsthypnosen (erschienen im Schirner Verlag 2017).

Im Inneren vereint wandern Sie dann – geführt von Ihrem energetischen ICH und ganz im Einvernehmen mit Ihrem Verstand – freudvoll durchs Leben. Dann wird es Ihnen leichtfallen, der Melodie in Ihrem Inneren zu lauschen und sie vom Plappern des Verstandes zu unterscheiden. Anders ausgedrückt: Ihr Unbewusstes unterstützt Sie wieder. Ihnen steht nun auch wieder ein Teil der unbewussten 95 % zur Verfügung. Endlich hat Ihr Verstand wieder einen sehr wichtigen Partner an seine Seite bekommen: Ihr offenes Herz.

Je mehr Sie Ihren Verstand erfolgreich von alten Prägungen befreit haben, umso besser wird es Ihnen gelingen, im Vertrauen zu bleiben.*

Wie Sie die Botschaften Ihrer Seele erkennen können

Ihr energetisches ICH hat sich Ihren Körper als Ausdrucksmittel und »Fahrzeug« ausgewählt. Wie sorgt es dafür, dass dieses Gefährt auf dem rechten Weg bleibt? Wir senden als energetisches Wesen auch Botschaften an uns selbst, um den Kurs zu halten. Diese müssen vom Verstand aufgenommen und richtig interpretiert werden, damit wir entsprechend handeln.

Auf unseren Verstand treffen täglich bis zu 70 000 Informationen. Nur circa 800 Informationen (also kaum mehr als 1 %) dringen bis in den Verstand vor. Welche der Informationen sich im Verstand zu Gedanken formen, hängt von mehreren Faktoren ab: unseren Prägungen, also der So-ist-die-Welt-Sicht, unseren emotionalen Belastungen, unserer geistigen Ausrichtung und vor allem unserer ernsten Absicht, für die Botschaften unserer Seele aufmerksam zu sein.

* Hierbei bietet Ihnen die zweite Selbsthypnose »Palmblattbibliothek« meiner CD Mediales HypnoCoaching. Zwei geführte Selbsthypnosen sehr gute Unterstützung.

Jene Benachrichtigungen, die als Gedanken zu uns durchdringen, werden von vielen Menschen als zufällig abgetan. Für mich ist jeder Zufall schon längst zu einer Auffälligkeit geworden. Glauben Sie, es ist Zufall, dass Sie gerade dieses Buch zu diesem Zeitpunkt lesen? Ich nicht. Vielleicht suchen Sie Antworten, vielleicht wünschen Sie sich Unterstützung …

Üben Sie sich in der Kommunikation mit Ihrem Inneren. Beobachten Sie genau, was um Sie herum passiert. Notieren Sie sich das, was Ihnen auffällt. Ihr Geistwesen liebt es, wenn Sie sich mit der inneren Kommunikation beschäftigen. Dann wird es Ihnen immer öfter und immer deutlichere Botschaften senden.

Übrigens weiß Ihr Geistwesen genau, auf welchen Wegen, also auf welchen Kanälen Ihr Verstand die meisten Botschaften durchlässt, zum Beispiel über das Hören oder das Sehen. Vielleicht gehören Sie auch zu den Menschen, denen etwas zum zehnten Mal begegnen muss, damit sie es erkennen, oder zu jenen, bei denen der Kanal keine Rolle spielt, solange die Botschaft eindeutig und klar ist.

Manchmal erhalten wir eine Botschaft durch ein Buch, einen Artikel in einer Zeitung oder ein anderes Schriftstück – manchmal ist es auch nur ein einziger Satz daraus. Vielleicht hören wir Worte oder sind von einem Bild, einer Melodie oder einem Kunstwerk ganz fasziniert.

Was auch immer es ist, notieren Sie sich alles ganz in Ruhe. Sie werden bald einen roten Faden in Ihren Mitschriften erkennen. Dann wissen Sie, auf welchem Hauptweg Sie Ihre Botschaften erhalten. Die Führungen Ihres Geistwesens erkennen Sie daran, dass das Gelesene, das Gehörte, das Gesehene usw. in Ihnen nachklingt, vielleicht sogar ein Feuer entfacht. Es kann Ihnen plötzlich wie »Schuppen von den Augen« fallen. Oder ein Problem löst sich auf, eine neue Idee steigt auf, ein anderer Weg zeigt sich auf usw.

Sollten Sie eine Botschaft nicht gleich verstehen oder zum Verstehen gar eine andere Person zu Rate ziehen müssen, dann ist es mit Sicherheit keine Botschaft aus Ihrem Inneren.

Wir alle haben uns, bevor wir in dieses irdische Leben inkarniert sind, bestimmte Anker gesetzt. Ein Anker ist immer eine Art Hinweis oder Hilfestellung, um vielleicht an einer Lebenskreuzung richtig abzubiegen, sich in eine bestimmte Richtung weiterzuentwickeln oder gewisse Tiefen des Lebens kraftvoll und innerlich gefestigt zu durchwandern.

Ein großer Anker in meinem Leben ist mein Ehemann Thomas. Als ich mich im Jahr 2010 als Schulleiterin und Lehrerin nicht mehr erfüllt fühlte, sprach ich oft mit meinem Ehemann über meine Situation. In meinem Inneren nahm ich bereits die anstehenden Veränderungen wahr, doch mein Verstand wollte diese Seelenbotschaft noch nicht so recht durchlassen. Einerseits sprach es in meinem Inneren sehr deutlich, dass die Schulkinder, Eltern und Lehrer eine ganz andere Unterstützung benötigen als die, die ich ihnen als Schulleiterin geben kann. Andererseits erklang in mir immer wieder die gleiche Gedankenschleife der Selbsttäuschung, die sich auch stets durchsetzte: »Als Schulleiterin hast du es doch eigentlich gut und bekommst jeden Monat ein entsprechendes Gehalt. Vielleicht steckst du nur in einer emotionalen Belastung und kannst diese auflösen. Deine Kinder sind im Studium und benötigen deine finanzielle Unterstützung. Auch hast du noch einen Hauskredit zu bedienen.«

Es herrschte also ein sehr kraftraubendes Durcheinander in meinem Inneren. Eines Abends nahm mein Ehemann meine Hand und sah mir tief in die Augen. Und er sprach zu mir: »Petra, ich teile dir jetzt meine Beobachtung der letzten Monate mit. Immer, wenn du am Nachmittag von der Schule kommst, sehe ich eine erschöpfte Frau nach Hause kommen. Zum Abend gehst du in deine Naturheilpraxis und unterstützt deine Klienten. Wenn du dann Feierabend machst, egal, wie spät es ist, kommt mir eine strahlende Frau mit einer immensen Kraft entgegen. Wenn du das machst, was dir vom Herzen her wirkliche tiefe Freude bereitet, wird sich alles andere fügen.« Diese Worte haben sehr viel in mir bewegt. Ich kann mit Worten nicht beschreiben, was diese Sätze in mir auslösten und was mit mir geschah. Ich kann Ihnen nur sagen, dass mich die Aussage meines Ehemannes sehr tief berührte. Schon nach wenigen

Tagen konnte ich meine wahre Berufung zulassen und wusste genau, in welche Richtung ich an dieser Lebenskreuzung gehen musste. Nun war ich mutig genug, meine Schulleitertätigkeit zu beenden und stieg zum 31. Dezember desselben Jahres komplett aus dem Schuldienst aus.

Aus heutiger Sicht tat ich genau das Richtige zum richtigen Zeitpunkt. Jetzt führe ich ein sehr glückliches und erfülltes Leben. Heute lebe ich meine Berufung und bin immer wieder sehr dankbar für diesen Anker.

Eine Unterstützung auf Ihrem Seelenweg erkennen Sie immer daran, dass sie Ihnen ein Mehr an innerem Wachstum und innerer Freiheit bietet. Sie werden klar erkennen, was zu tun oder zu lassen ist. Das Grübeln ist vorbei. Überprüfen Sie jedoch immer wieder Ihr Körpergefühl. Nur wenn es sich vollständig angenehm in Ihnen anfühlt, können Sie sich der guten Unterstützung sicher sein. Später werden Sie dann im Außen eine Entscheidung oder Veränderung treffen, die Sie als leicht und angenehm empfinden. Wenn Sie aufmerksam für diese Botschaften sind und sich ein wenig geübt haben in dieser Art von Wahrnehmung, werden Ihnen diese Hinweise wichtige Wegbegleiter sein.*

Denken Sie stets daran: Ihr energetisches ICH ist mit der geistigen Welt verbunden und hat den großen Überblick, eine tiefe Weisheit und ein immenses Wissen. Fragen Sie Ihr energetisches ICH, wenn Sie nicht weiterwissen oder unsicher sind. Bitten Sie Ihr Geistwesen um Hinweise. Wenn Sie lauschen, hören Sie die Antworten. Diese Herangehensweise funktioniert jedoch nur, wenn es um Sie selbst geht. Sie können so nicht für andere sorgen oder den Weltschmerz lindern. Sie unterstützen die Welt in ihrem Glück, sobald Sie sich um Ihr eigenes inneres Wohlergehen kümmern. Seelenbotschaften erhalten Sie nur, wenn es um Sie selbst geht. Das hat wiederum den Vorteil, dass Sie sicher sein können, dass jene Auskünfte wirklich von Ihnen selbst, also von Ihrem Energiewesen stammen.

* Schon nach wenigen Ausbildungstagen erkennen meine Teilnehmer die ersten Botschaften ihres inneren Energiewesens und können entsprechend handeln. Dann berichten sie voller Freude über die beeindruckenden Veränderungen in ihrem Leben. Immer wieder sind es auch ganz faszinierende Momente für mich.

Wenn ich mit meinem Geistwesen kommuniziere, sage ich gern: »Jungs und Mädels da oben, ich benötige Hilfe.« Dann erzähle ich kurz mein Anliegen und bitte anschließend um einen Hinweis. Mir ist es egal, auf welchem Weg dieser Hinweis zu mir kommt. Am liebsten ist mir ein »Wink mit dem Zaunpfahl«, auf dass ich die Botschaft sofort erkennen kann. Glauben Sie mir, die Antworten kommen prompt. In dem Augenblick, wo ich die Antwort erhalte, löst sich das Verstandesproblem oder der Zweifel in Luft auf – auch wenn die Lösung nicht das ist, was ich erwarte. Auf jeden Fall stellt sich in mir immer ein Gefühl der Erleichterung ein. Dort, wo vorher unlösbare Fragen wohnten, sind dann Klarheit und Ausrichtung eingezogen.

Vor vier Jahren begab sich Folgendes: Mein Mann Thomas ist Holzbildhauer und verkaufte damals seine »Seelenwiegen«* vor allem auf großen Messen in ganz Deutschland und in der Schweiz. Er empfand es schon immer als enorme Bereicherung, wenn wir gemeinsam seine Produkte verkauften. Mit dem Tag, an dem ich mich entschieden hatte, ihn zu begleiten, kamen mir arge Zweifel. Fragen wie »Verbiege ich mich für ihn? Möchte ich ihn unterstützen, nur weil er mein Ehemann ist? Gehört diese gemeinsame Arbeit überhaupt zu meinem Lebensweg?« gingen mir durch den Kopf, und bereits nach einigen Stunden stellte ich die gesamte Entscheidung infrage. Genau in diesem Moment entschloss ich mich, mit unserer Hündin Lotta durch den Skulpturenpark im Außenbereich der Galerie meines Ehemanns, der in der Nachmittagssonne eine besondere Ruhe ausstrahlte, zu wandern. Ich legte mich auf eine Sonnenliege aus Eichenholz. In Gedanken sprach ich meine »Jungs und Mädels« an und bat um einen Hinweis. Dieses Zeichen sollte mir zeigen, ob ich auf meiner richtigen Lebensspur bin, wenn ich Thomas auf diesen Messen begleite.

Dann stand ich auf und spazierte weiter, Lotta treu an meiner Seite. Nach wenigen Minuten kam ein Ehepaar und interessierte sich für

* Seelenwiegen sind Skulpturen, auf denen man sich angenehm entspannen und vor sich hin träumen kann.

die Kunst meines Mannes. Auch sie schlenderten durch den Park, betrachteten schließlich genau jene Liege aus Eichenholz, auf der ich mit meinen »Jungs und Mädels« kommuniziert hatte. Sie berührten das Holz, probierten diese Liege aus und hatten sich sehr schnell in diese Skulptur verliebt. Innerhalb kurzer Zeit war das Ehepaar Eigentümer dieser Sonnenliege. Genau die Skulptur, auf der ich gerade vorher um einen Hinweis gebeten hatte, war verkauft. Ich lächelte nur noch und beobachtete, wie sich das Chaos in meinem Kopf auflöste. Als hätte es nie anders sein können, wusste ich nun, dass es mein Weg war, meinen Mann auf diesen Messen zu begleiten. Zudem war es eine willkommene Abwechslung in meiner sonstigen Tätigkeit. Und schon breitete sich eine Vorfreude auf unser gemeinsames Wirken in mir aus.

Sobald wir damit beginnen, unsere Vergangenheit loszulassen, also unsere Prägungen und energetischen Verstrickungen aufzulösen, werden wir die Hinweise unseres Energiewesens immer deutlicher hören und uns danach ausrichten können. Schnell wird sich dann das Gefühl von tiefem Vertrauen ausbreiten.

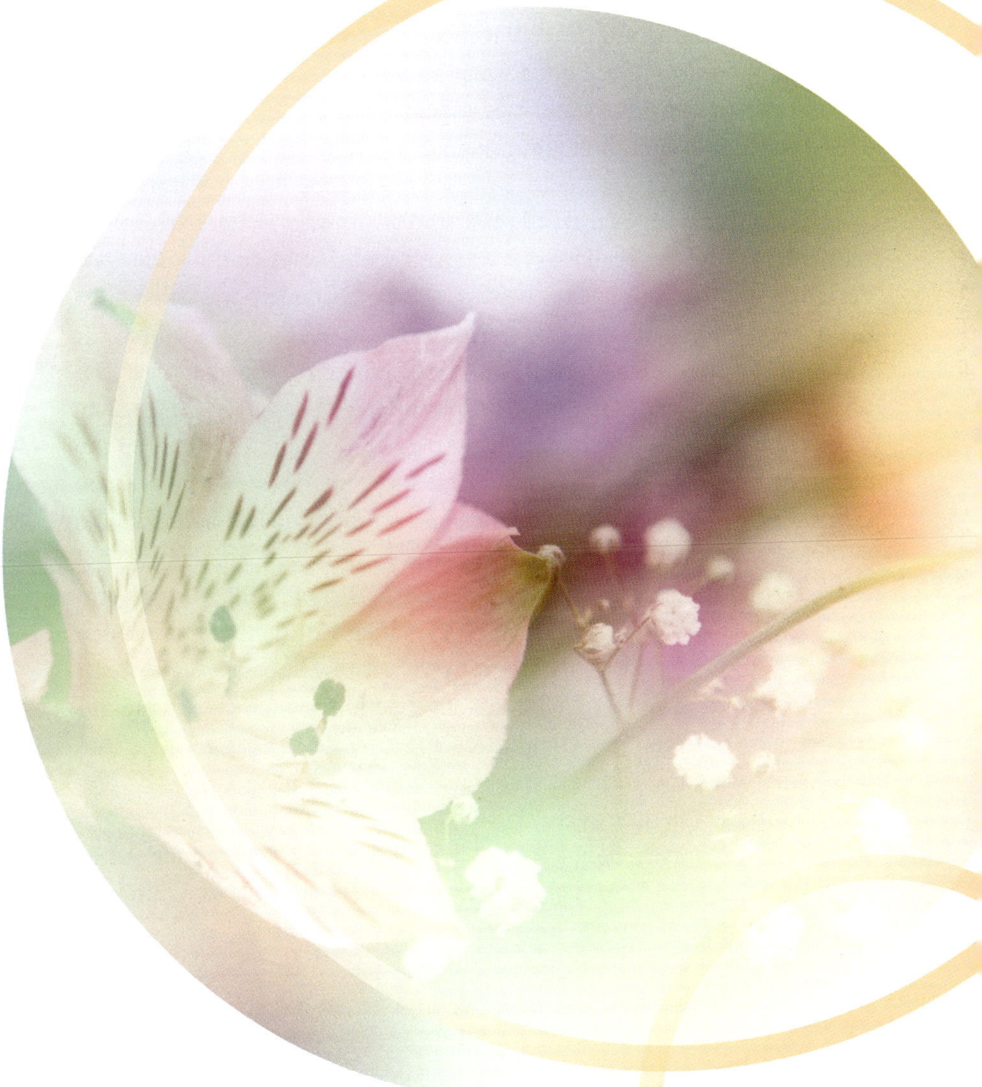

Schritt für Schritt auf dem Weg in die Bewusstheit

In jeder Inkarnation auf unserer Erde möchten wir Freude erleben, frei sein und auf spiritueller Ebene wachsen. Häufig jedoch erschaffen wir uns Schmerzen und Schwere. Wir machen uns abhängig vom materiellen Wohlstand und kämpfen um ein besseres Leben. Wir drehen uns im Kreis, treten auf der Stelle. Erkennen Sie, in welcher Hinsicht wir wahrhaftig frei sind? Wahrhaftig frei sind wir immer in der Wahl unserer Gedanken. Ganz egal, wo wir wann sind und was uns im Außen widerfährt: Wir ganz allein entscheiden, welche Gedanken wir denken. Ist unser Denken konstruktiv und harmonisch, wird es auch zu einem für uns positiven Ergebnis führen. Sind die Gedanken jedoch zerstörerisch und disharmonisch, dann kann das Resultat nichts Angenehmes sein. Jeder Gedanke ist eine Schwingung, die einen Vorgang universellen Erschaffens beginnen lässt. In dem Moment, wo wir diese wahre Freiheit erkennen, können wir das daraus resultierende immense Potenzial für ein freudvolles Erleben auf diesem Planeten nutzen. Egal, wie schwierig unsere momentanen äußeren oder körperlichen Bedingungen sein mögen: Wir haben immer die Wahl, Gedanken zu denken, mit denen es uns ein wenig besser geht. Erinnern wir uns: Das Leben von heute ist das Resultat vergangener Gedanken und Gefühle. Auch ein erkrankter Körper ist das Ergebnis vergangener, meist unbewusster geistiger Arbeit. Alles, was uns widerfährt, ist ausnahmslos von uns selbst verursacht worden. Wie gut es doch ist, zu wissen, dass wir uns zu jedem Zeitpunkt neu entscheiden können. Mit dem in uns ablaufenden Automatismus, hemmende und blockierende Gedanken zu denken, hindern wir uns selbst an unserer Wunscherfüllung und Heilung.

Je intensiver Sie sich mit den Übungen und Anleitungen in diesem Buch beschäftigen, umso schneller gelingt Ihnen die geistige Ausrichtung. Dann werden Sie mit Leichtigkeit um ein Vielfaches aufmerksamer sein für all das, was Sie wirklich wollen. Dann haben Sie Ihren Verstand von altem Ballast, von dem, was ihm heute nicht mehr dienlich ist, befreit und beherrschen die Technik der Selbsthypnose. Durch die Anwendung der in diesem Buch beschriebenen kraftvollen Hilfsmittel werden sich sowohl Ihre Konzentration als auch die Kontrolle Ihrer Gedanken enorm verbessern. Ihre gedankliche Selbstbestimmung ist Freiheit. Dann werden Sie Ihre mitgebrachten Aufgaben erfüllen, und dadurch ist Freude vorprogrammiert. Und wenn Sie sich Herzensfreude bewusst erschaffen, wachsen Sie.

Es gibt im Universum keine energetische Quelle für Böses, Krankheit oder Dunkelheit. Der Strom des göttlichen Wohlbefindens ist immer da. Er fließt jederzeit. Solange wir uns gut fühlen, empfangen wir die Energie des Wohlbefindens in vollem Umfang. Gemütsbewegungen, die sich gut anfühlen, sind zum Beispiel Freude, Leidenschaft, Wertschätzung, Optimismus oder Zufriedenheit. Sobald sich jedoch Wut, Angst oder Traurigkeit in uns ausbreiten, kappen wir die Verbindung zum Wohlfühlstrom. Dann versperren wir uns selbst den Zugang zu unserem energetischen ICH. Das machen wir wirklich selbst, und zwar durch alle Gedanken, die ein unangenehmes Gefühl zur Folge haben, etwa Pessimismus, Ungeduld oder Zweifel. Die Gedanken können beispielsweise Schuldzuweisungen, Hass, Neid, Unsicherheit oder Angst hervorrufen. Selbst Trauer, Verzweiflung oder Depression können sich durch eine nicht dienliche Gedankenschleife zeigen. Das ist genau der Punkt, an dem wir damit beginnen, zu kämpfen und unser Leben als schwer zu empfinden – und das nur, weil wir mit den bewussten 5 % all das hinbekommen wollen, was uns normalerweise aus Teilen der unbewussten 95 % zur Verfügung steht.

Diese energetischen Zusammenhänge sind von höchster Wichtigkeit, wenn wir uns mit Absicht Freude und Fülle kreieren wollen. Jede emotionale Regung in uns weist uns auf einen inneren Widerstand hin. Diesen Widerstand haben wir selbst gegenüber dem, was wir wollen und uns wünschen, erzeugt. Je größer der Widerstand in uns ist, umso weniger wird sich unser Wunsch erfüllen, weil wir dadurch das universelle Wohlbefinden in uns nicht zulassen. Dieser Widerstand ist nichts anderes als eine emotionale Schwingung. Sie ist entstanden durch die unserem Wunsch zuwiderlaufenden Gedanken. Schauen Sie vielleicht noch einmal den Abschnitt »Erkennen Sie die Gegenspieler Ihrer Wünsche« (siehe Seite 104) an. Es lohnt sich.

Erinnern wir uns noch einmal: Jede Empfindung, jedes Gefühl in unserem Körper entsteht aufgrund eines vergangenen Gedankens. Ein für uns förderlicher Gedanke wird ein gutes Gefühl aufbauen. Ein Gedanke des Zweifels oder der Furcht ruft ein unangenehmes Gefühl in uns hervor. Das Gesetz der Anziehung ist das mächtigste Gesetz im Universum. Wir wissen, dass jeder Gedanke und jedes Gefühl eine eigene Schwingung hat, die wir ins Universum hinaussenden. Denken wir einen Gedanken oft, so werden wir das dazugehörige Gefühl oft fühlen. Dementsprechend wird die Resonanz im Universum kräftiger sein. Was wir aussenden, bekommen wir als materialisiertes Resultat zurück. Die von uns ausgesendeten Schwingungsfrequenzen entscheiden also über das, was sich in unserem Leben und in unserem Körper zeigt. Erkennen Sie den Zusammenhang?

Jeder von uns ist der Schöpfer seines eigenen Lebens. Jeder Mensch, egal, ob Kind oder Greis, kreiert sich also sein Leben und die dazugehörigen Umstände zu 100 % selbst. Ich weiß, dass unser Verstand an dieser Stelle gern ein großes Veto einlegt, doch auch dieses Veto ist nichts anderes als ein energetischer Widerstand.

Sobald wir unser Schöpfertum verinnerlicht haben, hören wir auf, anderen die Schuld für etwas zuzuweisen, und erkennen zugleich die große Chance, die darin liegt. Wir erkennen endlich unsere Macht und werden von nun an unsere Gedanken selbst steuern.

Vielleicht fragen Sie sich gerade: »Wenn die Informationen für die Gedanken auch von anderen Menschen, Situationen oder gar aus der niedrig schwingenden geistigen Welt kommen können, wie soll ich da meine Gedanken kontrollieren?«

Wir entscheiden immer selbst, welche Gedanken wir zulassen. Jeder von uns kann der Chef seines eigenen Verstandes sein, ganz egal, aus welcher Richtung die Gedankenimpulse kommen.

Kommen Ihnen folgende Aussagen bekannt vor? »Wenn ich erst einmal das neue Auto fahre, geht es mir viel besser«, »Wenn ich erst in meinem eigenen Haus wohne, dann fühle ich mich wohler«, »Wenn ich mich endlich von meinem Partner getrennt habe, wird's mir gut gehen.« Bemerken Sie, dass wir unser Wohlbefinden mit solchen Gedanken von der Außenwelt abhängig machen? Damit sind wir gefühlsmäßig dem unterworfen, was andere machen oder tun. Unsere Außenwelt können wir jedoch nicht kontrollieren, sodass sie immer für uns einen perfekten, (nicht immer) angenehmen Spiegel darstellt. An der Außenwelt können wir erkennen, was es in unserer inneren Welt gedacht und gefühlt haben muss, denn das Geschehen im Außen ist immer das Resultat der inneren Gedanken und Gefühle. Aus diesem Grund bezeichnen wir die Außenwelt als Spiegel für uns.

Ganz egal, was sich im Außen zeigt, wir können jederzeit unsere Gedanken zum äußeren Geschehen verändern. Auf diese Weise erzeugen wir ein Gefühl in uns, mit dem es uns besser geht. Bei diesem Thema sage ich gern in meinen Seminaren: »Erkenne die Perle im äußeren Geschehen.« Auch dann, wenn wir uns in einer sehr misslichen Lage befinden, ist es unsere Aufgabe, Gedanken zu finden, die uns eine gewisse emotionale Erleichterung verschaffen. Dadurch sorgen wir selbst dafür, dass sich unsere Schwingung anhebt, und nach dem Gesetz der Anziehung wird das Universum entsprechend antworten.

Merken Sie, was dadurch geschieht? Wir hören auf, auf ein äußeres Geschehen zu reagieren. Jetzt agieren wir. Wir sind ins Tun gekommen. Wir selbst sorgen durch unsere gedankliche Arbeit für eine Veränderung unserer Schwingungsfrequenz, und somit wird sich die Außenwelt entsprechend verändern.

Schauen wir uns gemeinsam das nachfolgende Beispiel an. Es wird Sie dabei unterstützen, diese Vorgehensweise auf Ihre eigenen Bedürfnisse anzuwenden:

Herr Siggi Sorgenvoll ist ganz bekümmert, weil er nie Geld hat. Er macht sich große Sorgen darüber, ob er die kommenden Rechnungen bezahlen und seine Familie überhaupt ernähren kann. Natürlich möchte Siggi sein Leben verändern und nimmt sich ein wenig Zeit – nur für sich allein. Jetzt findet er durch Beobachtung heraus, in welchem emotionalen Zustand er sich befindet. Sehr gern möchte er aus dem momentanen Zustand des Geldmangels herauskommen. Siggi erkennt schnell, dass der Hauptgedanke in dieser Angelegenheit heißt: »Ich habe nicht genügend Geld für den Lebensunterhalt meiner Familie.« Er spürt bei diesem Gedanken sofort einen Druck auf der Brust und nimmt wahr, dass diese Körperreaktion durch das Gefühl einer großen Unsicherheit, ob er sich und seine Familie ernähren kann, hervorgerufen wird. Das fühlt sich wirklich unangenehm an.

Siggi versucht nun, einen Gedanken zu finden, der sich besser anfühlt. Nun schreibt er alle Gedanken auf, die ihm dazu einfallen: »Geld fließt mir mehr und mehr zu«, »Ich lebe in der absoluten Fülle«, »Ich besitze immer so viel Geld, wie ich benötige«, »Ich freue mich über jeden Geldbetrag, der mir zufließt«, »Ich freue mich über jede Rechnung, die ich bezahlt habe«, »Auch das geht vorüber.« Bei jedem dieser Gedanken spürt er mit geschlossenen Augen nach, wie sein Körper darauf reagiert. Sowohl der Gedanke »Geld fließt mir mehr und mehr zu« als auch der Gedanke »Auch das geht vorüber« fühlen sich für Siggi am angenehmsten an. Er spürt, wie sich ein wenig Vertrauen in ihm ausbreitet. Das Gefühl des Vertrauens ist viel angenehmer als das Gefühl der Unsicherheit. Durch diese Gedankenarbeit ist es Siggi also gelungen, den inneren Widerstand ein wenig zu reduzieren. Auch seine Augen strahlen schon etwas Zuversicht aus. Wenn Siggi von nun an Gedanken denkt, mit denen er sich immer sicherer fühlt, wird er bald das notwendige Geld haben, um sich und seine Familie bestens zu versorgen.

Ein starker Widerstand gegen die Fülle des Universums zeigt sich also durch eine heftige Emotion. Dieses sehr unangenehme Gefühl wird immer durch ganz bestimmte, meist unbewusste Gedanken hervorgerufen. Diese Gedanken sind es, die die Tür zu unserer Wunscherfüllung geschlossen halten. Öffnen wir also diesen Eingang und lassen die universelle Unterstützung zu. Deshalb sollte unser wirkliches Ziel sein, uns immer besser und wohler zu fühlen, denn dann werden sich unsere geheimsten Wünsche schnell und spielend leicht erfüllen.

Jeder von uns möchte sich wohlfühlen und ein angenehmes Leben führen. Um dieses lohnenswerte Ziel zu erreichen, gibt es zwei Möglichkeiten der Herangehensweise: Zum einen arbeiten wir an unseren ursprünglichen Gedanken. Wir verändern diese, sodass wir uns mithilfe der neuen Gedanken wenigstens ein wenig besser fühlen als vor der Gedankenarbeit. So heben wir unsere Schwingungsfrequenz an und lassen die Verbindung zu unserem inneren Energiewesen zu. Dann erreicht uns der universelle Wohlfühlstrom wieder. Wir sorgen selbst dafür, dass sich unser Leben entsprechend unseren Vorstellungen ausrichten kann.

Zum anderen legen wir unser Augenmerk auf unseren Körper. Wir beobachten die vorrangige Emotion und lösen diese auf. Die Vorgehensweise habe ich in der Übung »Emotionen loslassen – frei sein!« (siehe Seite 69) beschrieben. Sobald wir diesen Widerstand im Rahmen einer Selbsthypnose aufgelöst haben, wird sich ein Zustand der Erleichterung in uns einstellen. Da alles mit allem zusammenhängt, werden wir schnell bemerken, dass die alten Gedanken, die jene Emotion zur Folge hatten, uns fremd vorkommen. Dann wird es uns wirklich leichtfallen – es passiert fast automatisch – Gedanken zu denken, die diesen neuen Gemütszustand unterstützen.

Sie werden sehr schnell herausfinden, welche Methode zu Ihrer momentanen Situation passt. Das Universum reagiert weniger auf unsere Worte, sondern vielmehr auf die Schwingungsfrequenz, die wir mit unserem emotionalen Zustand aussenden. Darum wirken meiner Erfahrung nach beide Möglichkeiten gleichermaßen gut und zügig. Somit wird es Ihnen gelingen, Stufe für Stufe von einer sehr niedrig schwingenden Emotion (zum Beispiel Depression) zu einem hoch schwingenden Zustand (zum Beispiel Freude) vorzudringen. Nach und nach nehmen Sie dann eine innere Freiheit wahr, die sich sehr angenehm und Kraft gebend anfühlt. Sie spüren Ihre wahre Macht und Ihr Leben wird um ein Vielfaches freudvoller sein.

Bereits nach einigen intensiven Therapie- oder Ausbildungstagen bemerken meine Klienten bzw. Teilnehmer eine positive Veränderung in sich und ihrem Leben. Können Sie sich vorstellen, welch eine große Freude herrscht, wenn sich diese Menschen gegenseitig davon berichten?

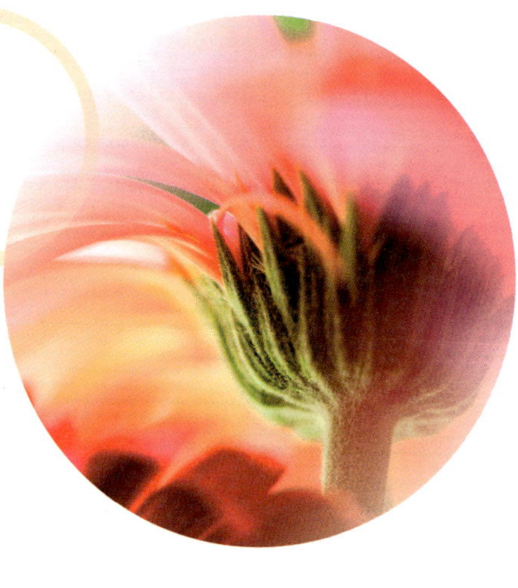

Im Vertrauen bleiben

Große Sprünge kündigen sich an

Unser Leben ist Veränderung, alles ist in Bewegung, alles schwingt. Sehr oft können wir diesen Wandel vertrauensvoll durchleben, manchmal jedoch werden wir auch unsicher. Meine Erfahrung zeigt: Kurz bevor wir auf unserem Seelenweg wieder einen großen Sprung machen, werden wir uns unsicher. Oftmals stellen wir dann unser gesamtes Tun und Sein infrage. Erkennen Sie, was Unsicherheit für das Erreichen unseres freudvollen Zieles bedeutet? Im Vertrauen sein bedeutet in einer hohen Schwingungsfrequenz sein. Dann steht uns die volle Unterstützung der universellen Energie zur Verfügung. Sobald wir das Gefühl der Unsicherheit wahrnehmen, haben sich Zweifel eingestellt. Skeptische Gedanken sorgen für ein Gefühl der Beklommenheit – für einen inneren Widerstand gegen das Wohlfühlerlebnis.

Viele meiner Klienten stellen in solchen Momenten ihre Handlungen, manchmal sogar ihr ganzes Leben infrage. Der Denker liebt diesen Moment und macht ein Drama daraus. Natürlich möchte er die Chance nutzen, um wieder die Oberhand zu gewinnen. Vielleicht werden deshalb diese Verunsicherungen viel stärker empfunden, als sie in Wirklichkeit sind. In solchen Momenten ist es zugunsten des Langzeitzieles sehr wichtig, den Grund für diese momentanen Unannehmlichkeiten zu erkennen und sie nicht zu bewerten. Lassen Sie die Fakten Tatsachen sein, und üben Sie Ihre gedankliche sowie gefühlsmäßige Ausrichtung, genau so, wie im vorigen Kapitel (siehe Seite 118) beschrieben. Damit unterbinden Sie die vom Denker angestrebte Identifikation mit den aus der Angst heraus entstandenen Zweifeln.

Lenken Sie Ihre Gedanken und Gefühle in die von Ihnen angestrebte Richtung. Nutzen Sie das Hilfsmittel der Selbsthypnose, und bitten Sie Ihr energetisches ICH um einen Hinweis, der Sie wirklich weiterführt. Unsere Bitten werden immer gehört. Arbeiten Sie stets sofort an Ihrer inneren Orientierung, sobald Sie jene Art der Verunsicherung wahrnehmen. Dann werden Sie sehr schnell einen großen Schritt auf Ihrem Lebensweg vorankommen und erstaunt sein, wie schnell in Ihnen Ruhe einkehrt.

Sobald wir in unser Inneres eintauchen und die Hinweise wahrnehmen, die aus uns selbst heraus kommen, löst sich der Nebel der Unsicherheit auf. Manchmal dauert es länger, mitunter nur wenige Minuten. Die Arbeit an sich selbst lohnt sich auf jeden Fall. Meines Erachtens stimmt folgender Ausspruch zu 300 %: »Wer nicht nach innen geht, geht leer aus.«

Das Körpergedächtnis

Folgende Situation: Sie sind dabei, Ihre gedankliche Ausrichtung zu verändern. Sie beobachten Ihre geistige Arbeit und stoppen Gedanken, die Ihnen nicht dienlich sind. Ganz bewusst denken Sie Gedanken, die zu Ihren Absichten passen … Und doch zeigt sich immer wieder jenes altvertraute Gefühl im Körper: Vielleicht ist Ihnen etwas mulmig, oder Sie fühlen sich schwer, lustlos oder gereizt. Und Sie können sich nicht erklären, aus welchem Grund Ihr Körper so reagiert, obwohl Sie die alten Blockaden schon längst gelöst haben und bereits seit mehreren Tagen positiv und visionär denken. Kennen Sie das?

Lassen Sie sich nicht entmutigen. Hier ist Ihr sogenanntes Körpergedächtnis aktiv. Wenn Sie wissen, wie dieses Körpergedächtnis funktioniert, dann können Sie es auch auflösen.

Schauen wir also genauer hin. Obgleich die hierbei stattfindenden Prozesse hochkompliziert sind, werde ich diese einfach und bildhaft erläutern:

Jeder Gedanke, der wiederholt gedacht wird, befindet sich zuerst im bewussten Teil des Verstandes. Nach einigen Wiederholungen wird er an den unbewussten Teil des Verstandes abgegeben. Das geschieht immer, unabhängig davon, ob uns der entsprechende Gedanke dienlich ist oder nicht, ob er schöpferisch ist oder uns begrenzt. Unbewusst wird der Gedanke nun weiterhin gedacht. Die Arbeit des unbewussten Anteils unseres Verstandes bekommen wir nicht mit, wohl aber das Ergebnis. Es sind entsprechende Körperreaktionen: Gefühle und später dann auch eine körperliche Ausrichtung, zum Beispiel eine Krankheit oder Übergewicht.

Doch was geschieht genau in unserem Körper? Für jeden mehrfach gedachten Gedanken, zum Beispiel den Gedanken »Ich bin allein«, bauen sich in unserem Gehirn Nervenverbindungen auf. Und je öfter wir einen Gedanken bewusst oder unbewusst denken, umso stärker bildet sich die entsprechende neuronale Verknüpfung aus. Dann kann die Informationsübertragung noch schneller erfolgen. Wir können uns das Gehirn auch als eine große chemische Fabrik vorstellen. Im Moment unseres Denkens entsteht hier mithilfe der Hormondrüsen (zum Beispiel des Hypothalamus oder der Hypophyse) eine Hormonmischung. Diese entspricht genau dem gedachten Gedanken, also in unserem Beispiel dem Gedanken »Ich bin allein«. Die in unserem Gehirn produzierten Hormone gelangen blitzschnell in den gesamten Körper. Sie sorgen dafür, dass auch im Körper entsprechend ein weiterer Hormoncocktail ausgeschüttet wird. Daraufhin reagiert der Körper mit einem Gefühl, das dem des Ursprungsgedankens »Ich bin allein« entspricht. In unserem Beispiel antwortet der Körper mit einem Gefühl der Einsamkeit. Jetzt erfolgt eine entsprechende Rückmeldung durch den Körper an das Gehirn: Der Körper hat also folgerichtig das für den Ursprungsgedanken passende Gefühl hergestellt.

Dieser Kreislauf läuft anschließend immer wieder von Neuem ab. Nach einigen Wiederholungen versichert der Körper dem Gehirn, dass er dieses Gefühl auch ohne vorherige Gehirnleistung herstellen kann. Ein Teufelskreis ist entstanden. Auch ohne den Ursprungsgedanken »Ich bin allein« wird unser Körper immer wieder einmal das Gefühl der

Einsamkeit herstellen, nur dass es keinen Auslöser mehr im Außen gibt. Das Körpergedächtnis ist entstanden.*

Wenn wir uns diesen Vorgang nicht bewusst machen, wird aufgrund des Gesetzes der Anziehung dieses Körpergedächtnis weitere negative Gedanken entstehen lassen, die zu dem Ursprungsgedanken »Ich bin allein« passen. Erkennen Sie die damit einsetzende Negativspirale?

Die gute Nachricht: Sie können dieses Körpergedächtnis abstellen. Voraussetzung dafür ist, Sie haben die dahinter stehenden emotionalen Belastungen, Prägungen und Themen aufgelöst (vgl. »Emotionen erkennen und auflösen«, siehe Seite 65). Sicher wenden Sie inzwischen die Hilfestellungen und Techniken an, die in diesem Arbeitsbuch beschrieben sind. Dann sind Sie bereits zu einem guten Beobachter geworden und können Ihre Gedanken kontrollieren. Ihre alten Gefühle stellen sich nämlich gern ein, wenn Sie immer wiederkehrende Tätigkeiten absolvieren, an altbekannten Orten weilen oder mit Personen zusammen sind, die Sie früher als schwierig empfunden haben. Alte Gefühle können an die Oberfläche kommen, noch bevor die Situation real ist. Allein wenn Sie an die Tätigkeit, den Ort oder die Person denken, können Sie ein altes unangenehmes Gefühl spüren. Wenn Sie bewusst sind und Ihre körperliche Veränderung beobachten, so können Sie das Körpergedächtnis stoppen. Sobald Sie mit Ihrer inneren Stimme den Befehl »Ändere dich!« geben, wird in Ihrem Körper etwas geschehen. Das alte Gefühl können Sie also in Windeseile auflösen, indem Sie darauf achten, was es in Ihnen denkt und fühlt. Natürlich können Sie auch die STOPP-Übungen (siehe Seiten 75 und 79) anwenden. Und indem Sie sich ganz bewusst für andere Gedanken und dementsprechend auch andere Gefühle entscheiden, werden Sie sich ein Leben kreieren, das wirklich zu Ihnen passt. Dann fühlen Sie sich wohl, sind glücklich und bringen genau das zum Ausdruck, was Sie wirklich wollen. Entdecken Sie also Ihre innersten Talente und Fähigkeiten, und zeigen Sie diese der

* Das Körpergedächtnis ist dem sogenannten Schmerzgedächtnis ähnlich: Nach langen schmerzhaften Phasen kann es passieren, dass wir noch Schmerzen empfinden, obwohl die Schmerzursache schon längst behoben ist.

Welt. So können Sie aus Ihrem alten, unbewussten, in begrenzenden Mustern denkenden Seinszustand heraustreten – hinein in Ihre neue Bewusstheit. Wie wunderbar!

Da sich Ihr Gehirn über viele Jahre hinweg entsprechend unseren Gedanken ausgerichtet hat, braucht auch die Neustrukturierung unseres Gehirns eine gewisse Zeit und etwas Übungsfleiß. Haben Sie also etwas Geduld mit sich selbst.

Wenn Sie sich positive Bilder, günstige Umstände und erfolgreiche Ergebnisse ausmalen und die dazu passenden Gefühle fühlen, werden diese im Unbewussten Wirklichkeit. Denken Sie daran: Das Unbewusste unterscheidet nicht zwischen Vorstellung und Realität. Ihr Unbewusstes wird auf solche Erfahrungen aufbauen und immer ähnliche Ereignisse anziehen. Nutzen Sie das hypnotische Arbeiten. Es lohnt sich. Sie wissen ja bereits: Das Gesetz der Anziehung wirkt immer. Es arbeitet punktgenau und liefert Ihnen das, was zu Ihren Schwingungen passt. Indem Sie in Ihrem Inneren Ihre Aufmerksamkeit auf das legen, was Sie sich wünschen, können Sie sich das Leben erschaffen, was Sie wirklich haben wollen.*

Lenken wir also unseren Geist hin zu dem, was wir wirklich wollen. Denken wir ruhig entsprechende visionäre Gedanken. Wenn wir dann noch die dagegen anspielenden Gedanken erkennen und bewusst verändern, werden wir keine gegensätzliche Schwingung mehr aussenden können. Mit ein wenig Übung wird es uns spielend leichtfallen, auf jede widersprüchliche Botschaft zu achten, auf jene kleinen Zweifel, die in uns entstehen, während wir bekunden, was wir wollen oder haben möchten. Genau diese inneren Zweifel, mögen sie noch so subtil sein, wirken unserer geistigen Ausrichtung entgegen. Erkennen wir diese widersprüchlichen Botschaften nicht, werden wir mit Sicherheit die Schwingung ins Universum senden, die zu den gegenspielenden Gedanken passt. Dann wundern wir uns vielleicht, dass es nicht funktioniert mit dem Wünschen und der geistigen Ausrichtung. Schnell verlieren wir den Mut und alles bleibt beim Alten. Wie schade!

* Auch für diesen Bereich der Arbeit an sich selbst können Sie die CD Mediales HypnoCoaching. Zwei geführte Selbsthypnosen (Schirner Verlag 2017) nutzen.

Was können wir machen, um uns wirklich innerlich auszurichten und die innere Skepsis Vergangenheit werden zu lassen? Im Wort Zweifel steckt die Zahl Zwei drin. Es sind also mindestens zwei Meinungen, die gegeneinander ankämpfen. Dadurch entsteht eine innere Zerrissenheit, die wertvolle Lebensenergie kostet. – Sehr gern lade ich Sie nun ein, sich von Ihren inneren Zweifeln zu lösen.

ÜBUNG: SICH VON INNEREN ZWEIFELN BEFREIEN

- *Indem Sie Ihre Zweifel offen aussprechen, entziehen Sie diese Ihrem Unbewussten und sie lösen sich im Licht des Bewussten auf.*
- *Diese anderslautende Botschaft im Inneren sorgt für eine emotionale Schwingung. Entsprechend dieser Schwingung antwortet das Universum. Ganz egal, wie negativ diese anderslautende Botschaft auch sein mag, Sie können diese nur auflösen, indem Sie sie laut, gern übertrieben laut aussprechen. So wird diese unseren klaren und positiven Erwartungen nicht mehr im Weg stehen können.*
- *Jetzt wird Ihre wirkliche Vision mit der dazu passenden Schwingung ins Universum gesendet, kraftvoll und zielgerichtet.*

Unser Verstand muss denken. Das ist seine Aufgabe, und er erfüllt sie sehr gut. Unsere Aufgabe ist es, den Verstand zu kontrollieren. Dann wird er uns bald mit seinen Gedanken in einem gesunden Maß unterstützen. Alle Gedanken rufen Gefühle im Körper hervor. Gleiche Gedanken sorgen für gleiche Gefühle. Im Lauf der Zeit bildet sich so das Körpergedächtnis. Hier reagiert unser Körper mit einem unangenehmen Gefühl, obwohl wir die dazugehörigen ursprünglichen Gedanken nicht mehr denken. Unterstützen wir also unsere geistige und gefühlsmäßige Ausrichtung hin zu dem, was wir wirklich wollen. Indem wir unseren Körper genau beobachten, erkennen wir genau den Zeitpunkt, wo sich dieses alte Gefühl zeigen will. Nun geben wir mit innerer Stimme den Befehl zur Veränderung des alten Gefühls. Schon nach wenigen Sekunden hat sich das Körpergedächtnis aufgelöst. Eine neue angenehmere Empfindung stellt sich ein. Nach einigem Üben gibt es dieses Körpergedächtnis nicht mehr. Das ist genau der Zeitpunkt, wo wir die Vergangenheit loslassen. Wie wunderbar! Nun wird uns die Hingabe entsprechend unseren kühnsten Visionen noch leichter gelingen.

Genießen Sie Ihr Leben als ein Spiel der Erfahrungen

Viele Jahre, oft sogar Jahrzehnte, sind wir mit uns begrenzenden Prägungen und alten Glaubenssätzen im Gepäck durch die Welt gezogen. Das war alles so vertraut, dass wir diesen schweren Rucksack auf unserem Rücken nicht einmal bemerkten. Wir haben uns angestrengt, kämpften um unser Recht, wollten der Gesellschaft sowie unserer Familie genügen. In gesellschaftliche Rollen hineinschlüpfend erhielten wir unsere Anerkennung. Wir orientierten uns an dem äußeren Geschehen und merkten gar nicht, wie oft wir in der Falle saßen. Reagierte die Außenwelt auf uns angenehm, so ging es uns gut. Entsprachen wir mit unserem Sein nicht den Vorstellungen anderer, ging es uns schlecht. So reagierten auch wir auf die Außenwelt mit Bewertungen, Anerkennung jedoch oft auch mit Kampf und Verurteilung. Sich kritisch äußernd achteten wir meistens kaum auf unser Körperempfinden. Wie oft schon reagierte unser physischer Körper mit einem Unwohlsein, um uns auf diese Schieflage hinzuweisen. Doch wir lenkten uns mit dem äußeren Geschehen ab: Wir bauten Familien auf, erlernten einen Beruf, gingen unseren Karrierewünschen und den materiellen Zielen nach. Irgendwann bemerkten wir, dass etwas nicht stimmt. Meistens konnten wir unser Glücksgefühl nicht mehr lange aufrechterhalten bzw. es erst gar nicht herstellen, egal, welchen Wunsch wir uns im Außen erfüllten. Da wurde der Partner gewechselt oder eine neue Arbeitsstelle gesucht. Doch unser energetisches ICH ließ sich nicht mehr beruhigen. Sinn- oder Lebenskrise, Burn-out, heftige Streitigkeiten im äußeren Geschehen oder stetig zunehmende körperliche Beschwerden zeigten sich. Alles das waren Boten für einen Richtungswechsel. Dieser emotionale Druck sorgte dafür, dass wir angefangen haben, uns um unsere eigenen Themen im tiefsten Inneren zu kümmern. Doch nachdem wir erst einmal begriffen hatten, dass unser Weg nicht der richtige war, sollte Veränderung her. Möchten wir doch gern von heute auf morgen alles anders machen und perfekt sein. Alles soll auf Anhieb klappen. Doch gibt es da noch so manchen Stolperstein: unser Ego, der Denker und die Emotionen. Da kriegt die Angst schon mal Angst, wenn wir mit dem inneren Hausputz beginnen.

Lassen Sie sich nicht irritieren, wenn Sie mal wieder erst eine Weile nach einer Diskussion bemerkten, dass Sie mitten in einer Emotion steckten. Kritisieren Sie sich nicht, sondern loben Sie sich. Wofür? Vor Beginn Ihrer Arbeit an sich selbst haben Sie sich jahrelang von Ihrem Ego, dem Denker sowie Ihren Emotionen steuern lassen. Diese Emotionen bewegten Sie zu Handlungen, die wiederum Schmerz erzeugten. Dies geschah über viele Jahre. Doch jetzt bemerken Sie bereits einige Sekunden oder Minuten nach einer emotionsgesteuerten Handlung, was da wirklich los war. Sie können sofort Ihre eigene emotionale Lage erfassen und die automatisch ablaufenden Vorgänge stoppen. Wie schön es doch ist, wieder der Herr in Ihrem Zuhause zu sein und ganz bewusst zu erkennen, wer da in Ihnen spricht. Sie wissen bereits: Wenn Sie diese Vorgänge bewusst wahrnehmen können, sind Sie zum erfolgreichen Beobachter Ihrer inneren Vorgänge geworden. Spätestens jetzt ist die Zeit vorbei, in der Ihr Denker, das Ego und Ihre Emotionen den Ton angeben. Jetzt bestimmen Sie wieder über Ihre Handlungen. Wie wunderbar. Das ist doch wohl schon mal ein riesiger Fortschritt. Ja, dafür dürfen Sie sich loben! Schon in der darauffolgenden emotional geladenen Situation wird Ihnen mittendrin klar, was sich da abspielt. Und Sie werden sich aus diesem emotionalen Zustand befreien können und natürlich Ihre Gedanken und Gemütsbewegungen beobachten und sofort verändern. Dann kommt der Moment, wo Sie bemerken, welches bühnenreife Drama sich dort zeigen will. Doch Sie lassen es nicht zu. Durch Ihre wache Beobachtung und sofortige Ausrichtung verändern Sie den Augenblick. Herzlichen Glückwunsch. Sie sind wieder einen großen Schritt in Ihrer Bewusstwerdung vorangekommen.

Also seien Sie nachsichtig mit sich selbst. Im Lauf dieses Buches habe ich Ihnen viele Hilfsmittel und Techniken vermittelt. Wenn Sie diese in ruhigen Zeiten üben, dann stehen sie Ihnen in schwierigen Zeiten zur Verfügung. Diese Werkzeuge und Techniken funktionieren immer. Nur dass Sie in stressigen Augenblicken vergessen, welche wunderbare Hilfsmittel und Methoden Ihnen zur Verfügung stehen. Lassen Sie sich diese hilfreichen Werkzeuge zur Routine werden, und so wird es schon bald keine schwierigen Zeiten mehr für Sie geben.

Wie Sie Ihre hohe Energie halten können

Je mehr Sie Ihre emotionalen Belastungen gelöst haben, umso höher ist die Schwingungsfrequenz, in der Sie sich bewegen.

In den nächsten Jahren geht es einzig und allein darum, all die Herzverletzungen, die wir in den vielen Inkarnationen geschehen lassen haben, auszuheilen. Damit wir uns darum liebevoll kümmern können, müssen uns diese bewusst sein. Sobald wir uns und unsere Umwelt wertfrei beobachten, werden emotionale Belastungen aus der Tiefe unseres Seins an die Oberfläche kommen. Das geschieht immer nur in dem Tempo, wie wir es bewältigen können. Unser Unbewusstes sorgt da sehr gut für uns. An die Oberfläche gebracht werden diese Gefühle durch Situationen oder Personen, denen wir begegnen. Aufgrund der noch unbewussten emotionalen Schwingung werden wir genau das in unser Leben ziehen, was uns auf diese Herzverletzungen aufmerksam machen kann. Auf diese Weise wird uns ein Spiegel vorgehalten. Beziehungen jeglicher Art sind dazu bestens geeignet. Betrachten wir die Dinge aus diesem Blickwinkel, wird es uns leichter fallen, frei von Wertung zu sein. Bewusst beobachtend können wir in einer schwierigen Beziehung unsere eigene emotionale Belastung erkennen und auflösen. Denn das, was bewusst wird, kann im Unbewussten kein Eigenleben mehr treiben. Aus Unverständnis wird Verständnis und vielleicht sogar ein wenig Dankbarkeit.

Jetzt liegt es an Ihnen, wie Sie mit den Spiegeln Ihres Lebens umgehen. Reagieren Sie auf die äußeren Umstände mit Rechtfertigung, Wertung oder Unverständnis, werden Sie schnell aus Ihrer hohen Energie fallen. Ohne es bewusst zu merken, verstärken Sie genau die emotionale Belastung, die Sie doch eigentlich auflösen wollten. Das Resultat ist eine niedrige Schwingung in Ihrem Energiekörper, was sich alsbald im physischen Körper bemerkbar machen wird. Blockaden und Krankheiten entstehen.

Wenn Sie jedoch Ihr Leben als eine wunderbare Entdeckungsreise sehen, werden Sie dankbar sein für jede Seele, die Ihnen eine emotionale Belastung anzeigt. Dann werden Sie beobachten, was in Ihnen geschieht und was sich da zeigt. Schnell erkennen Sie so Ihre eigene emotionale Belastung und lösen sie auf. Vielleicht können Sie sich sogar vorstellen, dass Sie dieser Person dankbar sind? Dankbar dafür, dass sie etwas Altes in Ihnen hervorgeholt hat, wodurch Sie wieder ein Stückchen Vergangenheit loslassen konnten. Loslassen bedeutet vergeben. Wie wunderbar.

Wenn Sie einmal für sich entschieden haben, dass es das Wichtigste in ihrem Leben ist, sich gut zu fühlen, dann werden Sie sehr auf Ihre eigene Schwingung achten. Als geschulter Beobachter und mit weisem Blick steuern Sie Ihr Lebensschiff. Dann vertrauen Sie dem Fluss Ihres Lebens und haben die besten Voraussetzungen für die volle Erfüllung Ihrer Lernaufgaben.

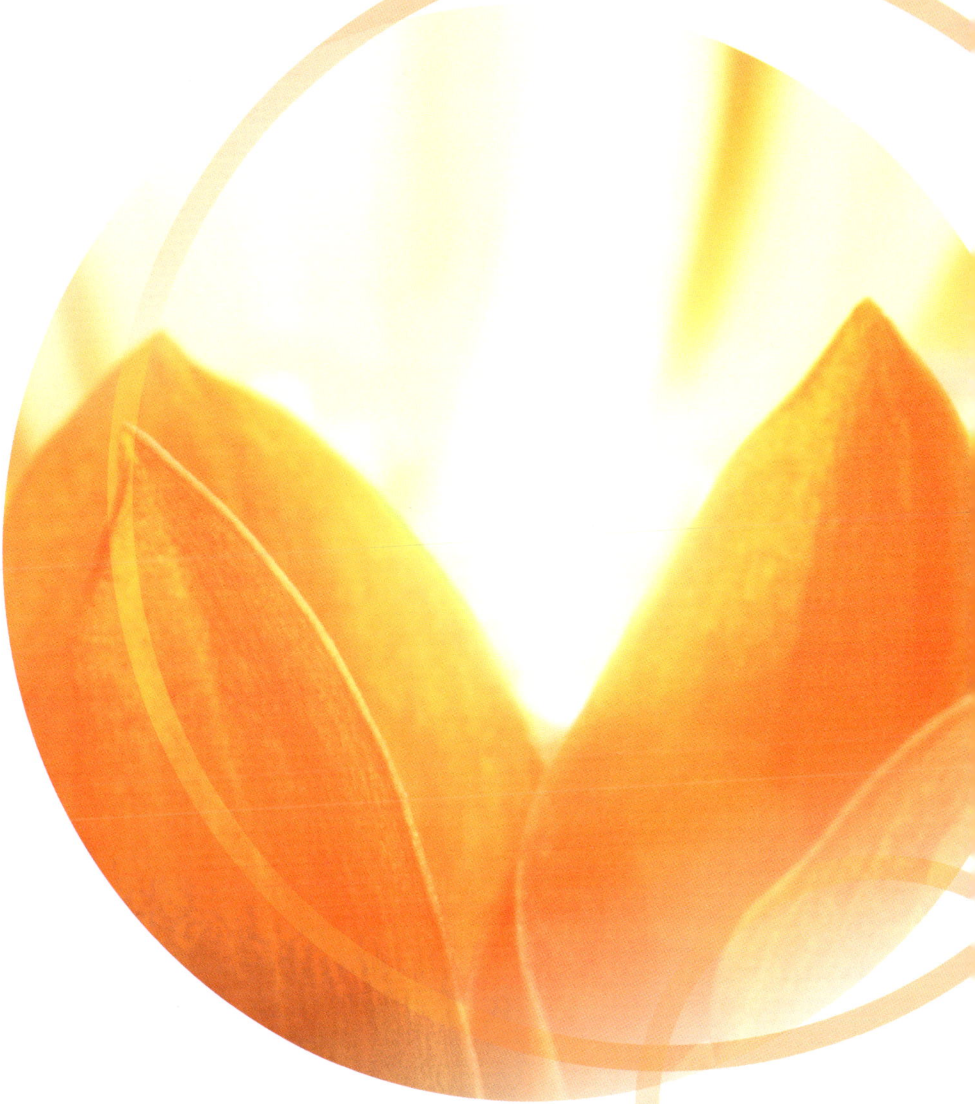

Leben Sie IHR Programm

Lieber Leser, jetzt haben Sie einen gut gefüllten Werkzeugkoffer voller Hilfsmittel und Techniken. Gleichzeitig haben Sie in Ihrem inneren Haus aufgeräumt. Entsorgt haben Sie alte Muster, Glaubenssätze und Emotionen, die dem Heute nicht mehr dienen. An den unterschiedlichsten Stellen in diesem Buch konnten Sie Ihre neue geistige Ausrichtung üben. Vielleicht spüren Sie schon die Veränderung in sich selbst, in Ihren Beziehungen sowie in Ihrem Leben.

Sie und ich, ja wir alle, sind hier auf der Erde, um uns zu entfalten. Unsere Geistwesen möchten Freude erfahren, den Schöpfungsprozess verstehen und erleben sowie durch die verschiedensten Erfahrungen lernen und wachsen. Aus diesem Grund sind wir alle einem stetigen Wandel ausgesetzt. Nichts bleibt, wie es war und wir dürfen diese Erneuerungen akzeptieren. Auch künftig wird es in Ihrem Leben Veränderungen geben, die vielleicht im ersten Moment scheinbar nicht leicht zu handhaben sind. Indem Sie sich diesen Herausforderungen wertungsfrei stellen, können Sie diese für Ihre weitere Bewusstwerdung nutzen. Denken Sie stets daran: Alles, was Ihnen im Außen begegnet, hat etwas mit Ihrem Inneren zu tun. Da Sie gelernt haben, Ihr eigener Beobachter zu sein, sehen Sie das äußere Geschehen mit dem nötigen Abstand. Entdecken Sie die Perle und Ihren eigenen emotionalen Anteil, der sich da zeigt. Und nehmen Sie sich die Zeit, die Sie benötigen, um sich liebevoll selbst zu begegnen, um aufzulösen, was aufzulösen ist, und um Ihre Gedanken wieder in Richtung Freude zu bewegen.

Wie wunderbar ist es doch, wenn wir uns im Herzen geheilt haben und die Liebe wieder spüren. Liebe ist ein Zustand der höchsten Schwingungsfrequenz. Wir können die Liebe auf unterschiedlichster Art erleben und geben. Das kann die Liebe zu den Eltern, Geschwistern, Freunden, Kindern, zum Partner oder … sein. Es gibt so viele Facetten der Liebe. Betrachten Sie doch noch einmal Ihre Beziehungen. Fließt die Liebe überall oder ist sie noch verschleiert durch alte emotionale Belastung? Sorgen Sie selbst dafür, dass Ihre Liebe in jegliche Richtung fließen kann. Frei von altem Ballast. So bleiben Sie in Ihrer hohen Schwingung.

Natürlich kann sich die Art der Liebe im Lauf der Zeit verändern. Aus Freundschaft kann eine Liebesbeziehung entstehen. Eine Partnerbeziehung kann sich zu einem geschwisterähnlichen Verhältnis entwickeln. Alles ist möglich und wandelt sich im Spiel des Lebens. Auch die Spieler verändern sich. Da kann es schon manchmal sein, dass sich die Menschen in verschiedene Richtungen bewegen. Auch hier gilt es, den Gefühlen empfindsam nachzuspüren. So lassen Sie die Veränderungen mutig zu. Versuchen Sie das, was bereits da ist, zu verhindern oder dagegen anzukämpfen, bauen Sie inneren Widerstand auf. Doch wenn Sie sich tapfer anschauen, was das äußere Geschehen mit Ihnen macht, nutzen Sie die gebotene Chance. Dann werden Sie schnell gewahr, ob das, was sich da wandelt, Ihren Lebensplan unterstützt oder Sie in Ihrem Wachstum einengt. So können Sie sich in dieser veränderten Liebe entwickeln und den neuen Zustand dankbar annehmen. Manchmal jedoch sind auch Sie an einer Kreuzung angekommen und dürfen einen anderen Weg einschlagen. Dann klären Sie ruhig in liebevoller Gelassenheit all das, was ansteht. In eigener Stärke und unterstützender Liebe gehen Sie nun Ihren eigenen Weg und geben auch den anderen frei. Auch Beziehungen dürfen sich verändern. Manche lösen sich auf, andere entstehen neu. Alles hat seine Zeit. Doch bei allem was Sie tun oder nicht tun, sind Sie das Allerwichtigste. Sorgen Sie immer dafür, dass es sich in Ihnen gut anfühlt. Dann sind Sie in Ihrem Herzen angekommen und haben die besten Voraussetzungen für die Erfüllung aller Seelenaufgaben in Ihrem Leben. So werden Sie annehmen, was ist, auf Ihre geistige und gefühlsmäßige Ausrichtung achten und sich vertrauensvoll dem Fluss Ihres Lebens hingeben.

Ich wünsche Ihnen sehr gutes Gelingen bei Ihrer Wanderung auf Ihrem ganz eigenen Pfad. Und ich freue mich schon heute auf den Moment, lieber Leser, wo sich eventuell auch unsere Wege kreuzen werden.

Danksagung

Ich empfinde sehr große Dankbarkeit gegenüber allen Seelen, die mich die vielen Jahre über begleitet haben und mich heute unterstützen. Es gab auch immer wieder Menschen, die mich meine emotionalen Belastungen erkennen ließen. Heute weiß ich: Diese Spiegel habe ich gebraucht. Nur so konnte ich eigene Themen erkennen und auflösen. Letztendlich eine wichtige Grundlage für mein heutiges Sein.

Viele Menschen haben bereits das Wissen und die Techniken, die Mediales HypnoCoaching ausmachen, verinnerlicht und sind wieder Schöpfer ihres eigenen Lebens. So bedanke ich mich bei euch: all meinen Klienten, Seminar- und Ausbildungsteilnehmern. Danke für euer Sein. Jede Herausforderung durch euch ist mir herzlich willkommen. Alle Augenblicke der gemeinsamen Arbeit dienen unserer Weiterentwicklung, und ich kann das Mediale HypnoCoaching durch euch bereichernd ausbauen. Unser gemeinsames Sein inspirierte mich für das Schreiben dieses Werkes.

Viele Therapeuten nutzen die Ausbildung, um in eigener Praxis diese Zusammenhänge, Hilfsmittel und Techniken an ihre Klienten weiterzugeben. Das berührt mich sehr.

Ich danke allen Eltern, die zu ihren Kindern ein Verhältnis in der Gleichwürdigkeit entwickeln, sie weniger erziehen und mehr unterstützen und die das Miteinander als gegenseitige Bereicherung empfinden. Diese Herzensfreude kann ich kaum mit Worten beschreiben. Eure Rückmeldungen waren für mich wie eine energetische Umarmung und kamen immer zur rechten Zeit.

Wie schön ist es, dass wir uns auf Seelenebene als Ehepartner in diesem Leben verabredet haben. Du, Thomas, hältst mich fest an deiner Hand, wenn ich ins Schwanken gerate, und du lässt mir alle Freiheiten, die für meine Entwicklung wichtig sind. Danke für den grenzenlosen Glauben an mich, für dein geduldiges Korrekturlesen und deine ehrlichen Hinweise. Immer wieder machst du mir Mut und unterstützt mich liebevoll in meinen Vorhaben. Frei von Worten, tief und innig. Danke, dass du da bist.

Ich danke euch, Stefanie und Sophie für eure klaren Botschaften. Ihr habt mir ermöglicht, die Liebe in ihrem Facettenwechsel zu erleben. Was früher eine Mutter und zwei Töchter waren, sind heute drei starke, lebenslustige und sich unterstützende Frauen. Ihr habt mich immer darin bestärkt, meinen ganz eigenen Weg zu gehen. Ohne euch wäre dieses Buch nie entstanden. Danke.

Ein großes Dankeschön gilt all den Menschen, die gemeinsam mit mir mutig genug sind, in unserem kleinen Dorf an der wunderschönen Ostsee das »Zentrum für BewusstSein« aufzubauen. Da gibt es mittlerweile drei Frauen fest an meiner Seite: Anke, Carola und Sophie. Danke für eure Hilfe in der therapeutischen Arbeit, der erfrischenden und geduldigen Buchkorrektur sowie dem gesamten fröhlichen Hintergrundgeschäft. Ein herzliches Dankeschön sage ich auch dir, liebe Edith. Durch deine Unterstützung hatte ich Zeit und vor allem die Muße für das Schreiben dieses Buches. Nur in der Gemeinschaft schaffen wir es, unsere vielen Klienten und Seminarteilnehmer aus nah und fern individuell und sehr intensiv zu unterstützen. Damit erfüllt sich meine Vision. Die Worte aus unserer Sprache sind zu klein, um das auszudrücken, was ich hier empfinde.

Ich weiß, ich bin gut geführt. So danke ich an dieser Stelle unserer Hündin Lotta. Sie konnte mir immer auf ihre Art Hilfestellung geben, wenn die Arbeit an diesem Buch stockte. Meiner Seelenfamilie im geistigen Reich danke ich aufs Herzlichste. Die gute geistige Welt inspirierte mich auf wundersame Weise. Was mir als Kind Angst machte, unterstützt mich heute umso mehr. Habt Dank für eure gute Führung und Begleitung, euren Beistand sowie eure herrlichen Ideen.

In Liebe und Dankbarkeit

Petra Schwermer-Brokopp

Über die Autorin

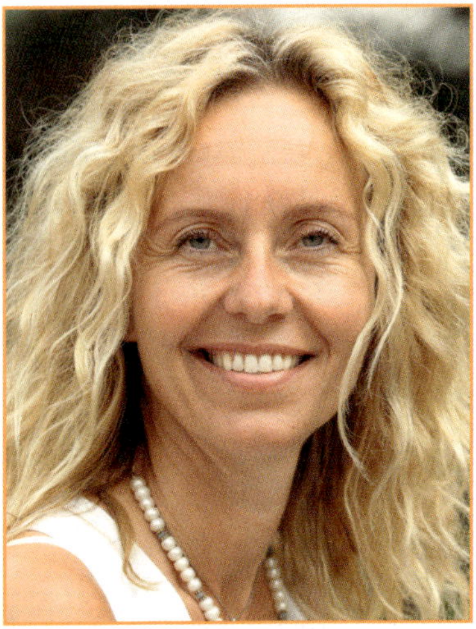

Mein Wirken als Heilpraktikerin, viele Ausbildungen und die intensive Arbeit im Bereich der Hypnose gepaart mit meiner wiederentdeckten Medialität änderten mein Leben nachhaltig. Ich erkannte meine wahre Berufung und fand den Mut, einen ganz neuen Weg zu gehen. Seit vierzehn Jahren bin ich in eigener Praxis tätig und unterstütze meine Klienten auf sehr liebevolle Weise.

Schaue ich auf mein Leben zurück, sehe ich viele Höhen und Tiefen. Heute weiß ich, dass vor allem die Krisen sehr wertvoll für mich waren. Die für mich geniale Kombination aus naturwissenschaftlicher Beobachtungsgabe, hypnotischer Arbeit und eigener Medialität half mir, mich mehr und mehr zu erkennen. Es folgten weitere Ausbildungen, vor allem aber eine Menge an Selbststudium und tief greifenden Selbstexperimenten. Ich bin ein kreativer Freigeist. So habe ich in meinem Herzen verstanden, dass ich es nicht besonders gut oder schlecht machen kann. Plötzlich wusste ich, dass ich immer zur richtigen Zeit am richtigen Ort bin und dass alles, was geschieht, einen Sinn hat. Ich erkannte all die Zusammenhänge, die Mediales HypnoCoaching ausmachen, und lernte, entsprechend meiner Wahrheit zu leben. Die Sorgen um meine Zukunft verblassten, und ich lebte mehr und mehr im Augenblick. Herz und Verstand sind mittlerweile starke Partner geworden. So mache ich heute das, was mich begeistert und mir Freude bereitet, was ich liebe und wo meine Seele lächelt. Und all das auf meine ganz eigene Art und Weise und in meinem Tempo.

Derzeit lebe ich in einer sehr lebendigen, herzoffenen, liebevollen und kreativen Partnerschaft. Wir können uns so lassen, wie wir sind, mit unseren Macken und verrückten Ideen. Das macht Spaß und ist leicht. Das ist Leben! Gemeinsam haben wir vier wundervolle Kinder, die ihre eigenen Erfahrungen machen dürfen. Wir sind dankbar für unsere frisch geborenen Enkelkinder und freuen uns auf das, was uns diese wunderbaren Seelen lehren werden.

Ich freue mich sehr, lieber Leser, dass Sie Zeit und Muße in sich selbst investiert haben und sicherlich auch weiterhin investieren werden. Vielleicht möchten Sie die Arbeit an sich selbst auf der Grundlage des Medialen HypnoCoachings noch intensivieren. Ich lade Sie ein, dafür die unterstützenden Angebote des »Zentrums für BewusstSein« zu nutzen. Meine Homepage www.petra-schwermer.de bietet Ihnen einen ersten Überblick. Und bereits die Fahrt an die herrliche Ostsee mit ihren weiten, naturbelassenen Stränden kann Ihnen wie eine Reise zu sich selbst mit ungeahnten Möglichkeiten vorkommen.

Über ein persönliches Kennenlernen freue ich mich sehr.

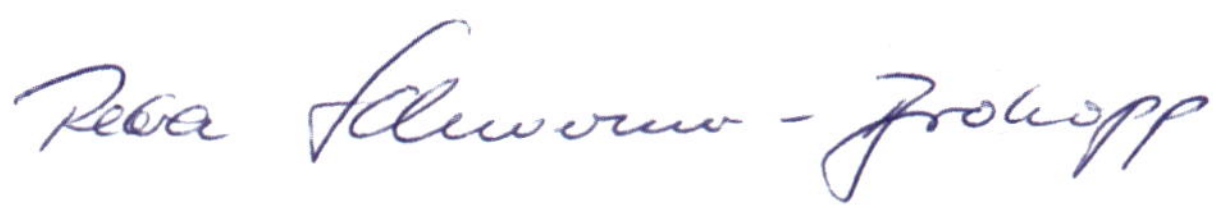

Bildnachweis

Fotos von der Bilddatenbank www.shutterstock.com
S. 2, 43, 64, 78, 89, 144: # 89611798 (© Jitka Volfova), S. 7, 117: # 57957559 (© Maria Timofeeva), S. 9, 63: # 381361825 (© Jitka Volfova), S. 12, 70: # 197589116 (© freya-photographer), S. 18: # 114408448 (© Dudarev Mikhail), S. 33: # 281838305 (© Number1411), S. 37, 73: # 245633653 (© pattern line), S. 50, 98: # 203684872 (© Artens), S. 53, 135: # 72590272 (© Nejron Photo), S. 57, 107: # 149002727 (© pavelgr), S. 82, 124: # 96802759 (© eurobanks)

Bild der Autorin: © Dominik Parzinger, www.parzinger-dominik.de

Mediales HypnoCoaching® und Medialer HypnoCoach® sind geschützte Begriffe der Autorin. Mit ihrem Einverständnis ist in diesem Buch darauf verzichtet worden, den Markenschutz dieser Begriffe eigens zu kennzeichnen.

Die CD zum Buch erschienen im Schirner Verlag

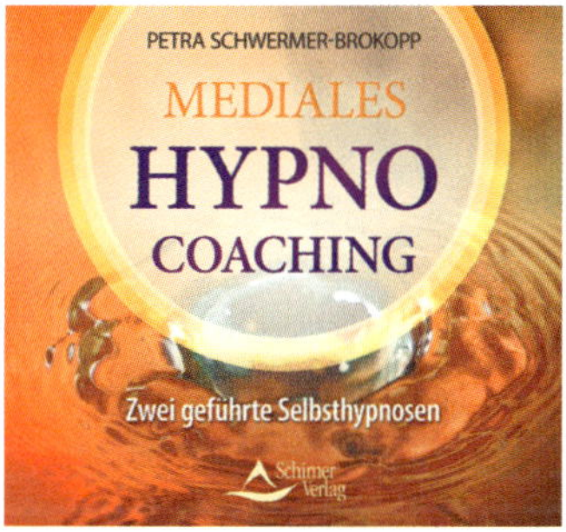

Mediales HypnoCoaching
Zwei geführte Selbsthypnosen
ca. 60 Min.
ISBN 978-3-8434-8348-3

Mit den in diesem Buch empfohlenen Selbsthypnosen »ICH« und »Palmblattbibliothek«

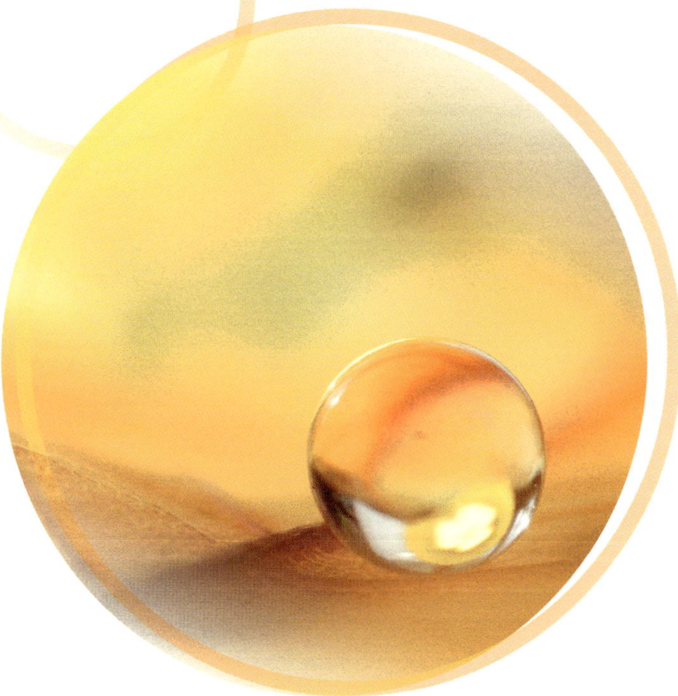